Josef Krückels

Anatomie – Physiologie

Arbeitsbuch für Pflegeberufe

7. Auflage

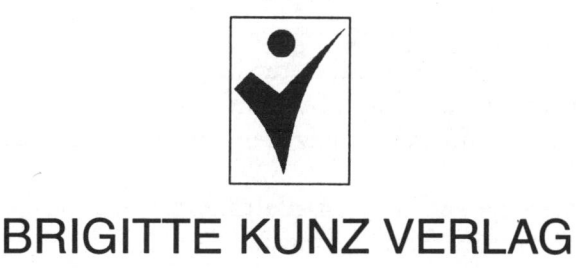

BRIGITTE KUNZ VERLAG

Bibliografische Information der Deutschen Nationalbibliothek
Die Deutsche Bibliothek verzeichnet diese Publikation in der Deutschen Nationalbibliografie;
detaillierte bibliografische Daten sind im Internet über http://dnb.ddb.de abrufbar.

ISBN 978-3-89993-469-4

Autor:
Josef Krückels ist Dozent für Anatomie, Physiologie und Notfallmedizin in Alsdorf.

Mehr wissen – besser pflegen!

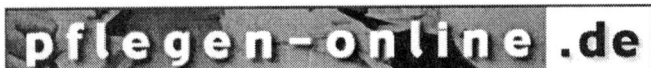

Besuchen Sie unser Pflegeportal im Internet.

7. Auflage von 2008

© 2008 Schlütersche Verlagsgesellschaft mbH & Co. KG, Hans-Böckler-Allee 7, 30173 Hannover

Gestaltung: Schlütersche Verlagsgesellschaft mbH & Co. KG, Hannover
Druck und Bindung: Druck Thiebes GmbH, Hagen

Inhaltsverzeichnis

VORWORT

Das vorliegende Buch "Anatomie - Physiologie" ist auf Anregung von Schülerinnen und Schülern verschiedener Pflegeberufe entstanden, die sich ein möglichst kurzes, verständliches und klar bebildertes Arbeitsbuch für den Unterricht wünschten. Dem Wunsch der Auszubildenden entsprechend wurde auch auf jeder Seite genügend Platz für eigene Notizen, Infos und Skizzen gelassen.

Zum Examen ist dieses Arbeitsbuch zusammen mit den eigenen Notizen ein ideales Wiederholungsbuch.
Das klare Konzept des Buches ermöglicht es jedem Dozenten das Buch als Leitfaden und Grundlage zu verwenden und eigene Schwerpunkte zu setzen oder einzelne Themen weiter zu vertiefen.

Den Benutzern dieses Buches wünsche ich viel Freude bei der Erarbeitung der einzelnen Themen und viel Erfolg zum Examen.

Aachen im März 1992   Josef Krückels

1. Zelle, Gewebe und Organe
1.1. Zelle

Allgemeines

Unser Körper besteht wie andere Lebewesen aus verschiedenen Organen, welche sich sowohl anatomisch durch ihren Bau, wie physiologisch durch Ihre Funktion unterscheiden. Die einzelnen Organe bestehen wiederum aus verschiedenen Gewebearten und diese sind aus mikroskopisch kleinen Bausteinen, den Zellen zusammengesetzt.

Eine Zelle ist ein kleines nur wenige Tausendstel Millimeter großes Körperchen, welches aus einem Zelleib und einem Zellkern besteht. Ein Erwachsener besteht aus ca. 60 Billionen Zellen, von denen bei der Geburt schon zwei Billionen Zellen vorhanden sind. Sie vermehren sich durch Zellteilung (Wachstum des Körpers, Ersatz und Erneuerung alternder und zerstörter Zellen). Zellen reagieren auf Reize, das heißt, sie führen bestimmte Tätigkeiten auf "Befehl" aus. Jede Zelle hat ihren eigenen Stoffwechsel (= *Zellstoffwechsel*), den sie im Dienste des ganzen Körpers für eine bestimmte Aufgabe einsetzt.

Die Lebensdauer der Körperzellen ist sehr verschieden, manche Zellen wie die Darmepithelzellen leben nur Stunden bis Tage, andere wie z.B. die roten Blutkörperchen leben 3-4 Monate und Nerven- und Herzmuskelzellen haben die Lebensdauer des gesamten Organismus.

Zellen sterben ab, wenn sie für eine gewisse Zeit keinen Sauerstoff und keine Nährstoffe erhalten. Ferner können sie durch äußere Einflüsse wie Hitze, Kälte, Strahlen, oder Druck zerstört werden.

> Merke: Die *Zelle* ist die kleinste (alle Erscheinungen des Lebens zeigende) Einheit des menschlichen Organismus.

Zelle und ihre Bestandteile

(Abb. 1)

1 Zellmembran

2 Zellplasma

3 Zellorganellen

4 Kernmembran

5 Zellkern

Zellbestandteile

Zellplasma (= *Zytoplasma*)

Das Zellplasma besteht aus einer gelartigen Substanz, die zu 75% aus Wasser und zu 25% aus Eiweißen, Lipoiden (fettähnliche Stoffe), Kohlenhydraten und aus Salzen besteht.
Im Zellplasma befinden sich die sogenannten *Zellorganellen* (z.B. Zellmembran, Ribosomen, Golgi-Apparat, Zentralkörperchen, Lysomen, Mitochondrien).

Zellmembran

Die Zellmembran stellt die Grenzschicht zwischen Zellinnerem und Zelläußerem dar. Die Zellmembran besteht aus einer halbdurchlässigen (= *semipermeablen*) Eiweißschicht und ist für den Austausch zwischen Zelle und extrazellulärem Raum verantwortlich.
Stoffe, die durch die Zellmembran aufgenommen werden, sind z.B. Nährstoffe, Mineralien, Farbstoffe und Wasser.
Stoffe, die durch die Zellmembran nach außen abgegeben werden, sind z.B. Eiweiß, Hormone, Enzyme, Antikörper.

Zentralkörperchen (= *Zentrosomen*)

Die Zentralkörperchen spielen eine wichtige Rolle bei der Zellteilung.

Ribosomen

Die Ribosomen sind für die Eiweißbildung verantwortlich.

Zellkern (= *Nukleus*)

Der Zellkern ist von einer Doppelmembran umgeben, die einen Stoffaustausch zwischen Zellkern und Zellplasma ermöglicht.
Alle Stoffwechselvorgänge in der Zelle werden vom Zellkern gesteuert.
Die menschliche Körperzelle enthält 46 Kernschleifen (= *46 Chromosomen*), diese sind die Träger der Erbanlagen (= *Gene*).

Lebenseigenschaften der Zelle

Die Zelle kann folgende Lebenseigenschaften besitzen:

Stoffwechsel / Wachstum

Aufbau und Umbau von Nährstoffen = *Baustoffwechsel.*
Energiegewinnung durch Verbrennung (= *Oxidation*) von Nährstoffen unter
Zuhilfenahme von Sauerstoff = *Energiestoffwechsel.*

Zellteilung / Zellvermehrung

Fortpflanzung und Wachstum durch Zellteilung.

Reizbarkeit

Aufnahme von Umweltreizen und Reaktion auf diese Reize durch Bewegung oder Absonderung von Hormonen oder Enzymen.

Beweglichkeit

Beweglichkeit durch innere und äußere Bewegung z.B. amöboide Beweglichkeit der weißen Blutkörperchen (Granulozyten), Fortbewegung der Samenzellen durch Geißeln, Flimmerbewegung der Flimmerepithelien in den Bronchien und Eileitern.

Sekretion

Bildung von Stoffen, die von der Zelle abgesondert werden.
Exkrete: Schleim, Schweiß, Fermente, Enzyme
Inkrete: Hormone

Freßtätigkeit (= *Phagozytose*)

Fähigkeit einiger Zellen (z.B. neutrophile Leukozyten, Monozyten) Fremdkörper, Mikroben, Gewebstrümmer und abgestorbene Zellen in ihren Zelleib aufzunehmen und zu verdauen.

Regeneration

Wiederherstellung oder Ersatz von zugrunde gegangenen Zellen (= *Zellmauserung*).

Zellarten
Zellen unterscheiden sich durch Größe, Form, Aussehen und Funktion.

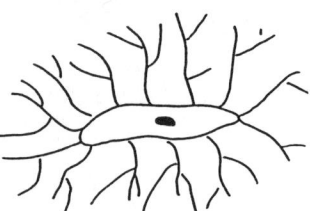

Knochenzelle

(Abb. 2)

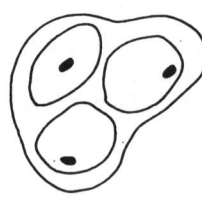

Knorpelzelle

(Abb. 3)

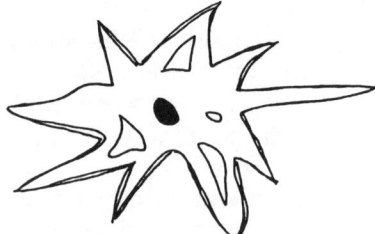

Bindegewebszelle

(Abb. 4)

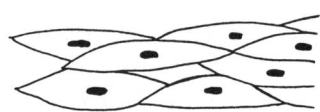

Muskelzelle

(z.B. glatte Muskelzelle)

(Abb. 5)

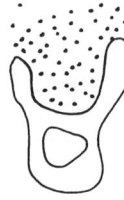

Drüsenzelle

(Abb. 6)

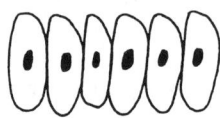

Deckzelle

(Abb. 7)

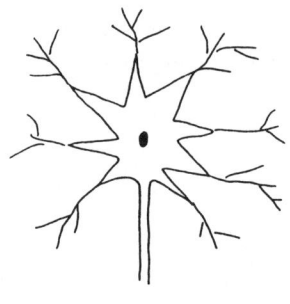

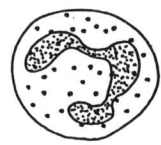

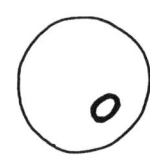

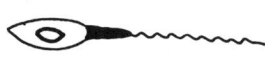

Nervenzelle

(Abb. 8)

Blutzelle

(Abb. 9)

Eizelle

(Abb. 10)

Samenzelle

(Abb. 11)

_____

_____

_____

_____

_____

_____

_____

_____

Tätigkeitsbereiche der Zellen
- Schutzfunktion (z.B. Hautepithelzellen)
- Sekretionsfunktion (z.B. Drüsenepithelzellen)
- Resorptionsfunktion (z.B. Darmepithelzellen)
- Sinnesfunktion (z.B. Sinneszellen)
- Stützfunktion (z.B. Knochenzellen, Knorpelzellen)
- Bindefunktion (z.B. Bindegewebszellen)
- Stoffwechselfunktion (z.B. Leberzellen)
- Speicherfunktion (z.B. Fettzellen)
- Bewegungsfunktion (z.B. Muskelzellen)
- Transportfunktion (z.B. Blutzellen, Flimmerepithelzellen)
- Abwehrfunktion (z.B. weiße Blutzellen)
- Reizbildung- und Reizweiterleitungsfunktion (z.B. Nervenzellen)

Zellteilung

Amitose = direkte Zellteilung. Zelle und Zellkern werden einfach durchschnürt und es entstehen zwei Tochterzellen. Die Amitose kommt beim Menschen nur in hochentwickelten Organen wie z.B. Leber und Niere vor.

Meiose = Reduktionsteilung oder Reifeteilung der reifen Ei- und Samenzellen. Bei der Meiose werden die 46 Chromosomen des Zellkerns auf 23 Chromosomen reduziert. Bei der Befruchtung vereinigen sich die beiden halben Chromosomensätze zu einem neuen Chromosomensatz. Hierdurch kommt es zu einer zufallsgemäßen Neuverteilung der väterlichen und mütterlichen Chromosomen auf die Tochterzelle.

Mitose = Zellvermehrung der normalen Körperzellen durch indirekte Zellteilung. Aus einer Mutterzelle werden zwei gleiche Tochterzellen gebildet.
Die häufigste Art der Zellteilung ist die Mitose. Die Vorgänge, die in der Zelle und im Zellkern ablaufen, sind äußerst kompliziert, aber bei allen Zellarten im wesentlichen gleich.

Am Beispiel einer normalen Zelle, mit ihren vier wichtigsten Bestandteilen (Zellkern, Zellkernmembran, Zentralkörperchen und Zelleib), wird auf der nächsten Seite die Zellteilung zur Zellvermehrung (= *Mitose*) durch alle Phasen beispielhaft erklärt und dargestellt.

Teilungsphasen der Zelle:

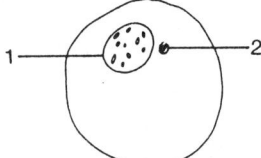

(Abb. 12) *normale Zelle*
1 Zellkern
2 Zentralkörperchen

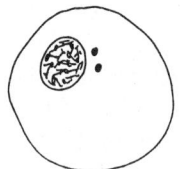

(Abb. 13) *Prophase*

(Abb. 14) *Metaphase*

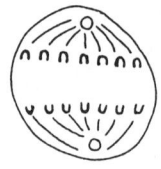

(Abb. 15) *Anaphase*

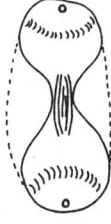

(Abb. 16) *Telophase*

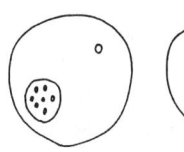

(Abb. 17) *Rekonstruktionsphase*

Prophase: das Zentralkörperchen teilt sich und wandert zu den beiden Zellpolen (siehe Abb. 13).

Metaphase: die Haut des Zellkerns löst sich auf und das Kerngerüst (bestehend aus den 23 Chromosomenpaaren) ordnet sich zu Kernschleifen. Nun werden die Kernschleifen der Länge nach in zwei Teile gespalten (siehe Abb. 14).

Anaphase: ein Teil des Zellplasmas wird zu feinen Fasern umgebildet, die von den Zellpolen zur Mitte verlaufen (= *Spindelfasern*). Die Spindelfasern ziehen die halbierten Chromosomen mit je einer Hälfte zu den Polen (siehe Abb. 15).

Telophase: die Spindelfasern und der Zelleib wird in der Mitte durchgeschnürt (siehe Abb. 16).

Rekonstruktionsphase: es bilden sich zwei Tochterzellen mit gleichem Zellkern, wie er bei der Mutterzelle vorhanden war (siehe Abb. 17).

_____

_____

_____

_____

_____

_____

_____

_____

1.2. Gewebe

Allgemeines

Im Organismus sind Zellen, die die gleiche Aufgabe und Funktion haben, zu größeren Zellverbänden, den Geweben, zusammengefaßt. Zwischen den einzelnen Zellen befindet sich die **Zwischenzellsubstanz**. Diese hat die Aufgabe dem Gewebe Form und Halt zu geben. Die Zellen werden von einer Flüssigkeit (= *extrazelluläre Flüssigkeit*) umspült, die eine große Rolle für den Stoffaustausch (Sauerstoff, Kohlendioxid, Nährstoffe, Mineralien, Schlacken) spielt.

Merke: *Gewebe* sind Zellverbände gleichartiger Bauart und Funktion, die eine gemeinsame Aufgabe erfüllen.

Hauptformen

> **Muskelgewebe**
> **Nervengewebe**
> **Deck- und Epithelgewebe**
> **Binde- und Stützgewebe**

Muskelgewebe

Die Zellen der Muskelgewebe dienen der aktiven Bewegung unseres Körpers und unserer Organe. Sie sind spezialisiert auf schnelle Zusammenziehbarkeit (= Kontraktilität).

glattes Muskelgewebe (unwillkürlich = unserem Willen nicht unterworfen)
- Muskelschicht der Hohlorgane (z.B. Speiseröhre, Magen, Dünndarm, Dickdarm, Nierenbecken, Harnleiter, Harnblase, Gallenblase, Gallengänge)
- Muskelschicht der Blutgefäße

quergestreiftes Muskelgewebe (willkürlich = unserem Willen unterworfen)
- Skelettmuskulatur (z.B. Rumpfmuskulatur, obere Extremitäten, untere Extremitäten)
- Gesichtsmuskulatur einschließlich der Muskeln im Mund- und Rachenraum
- äußerer Schließmuskel der Blase und des Anus

quergestreiftes Herzmuskelgewebe (unwillkürlich)
- Herzmuskulatur (= *Myokard*)

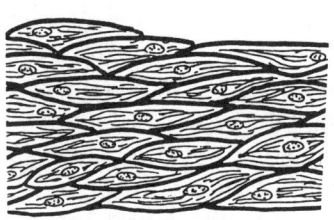

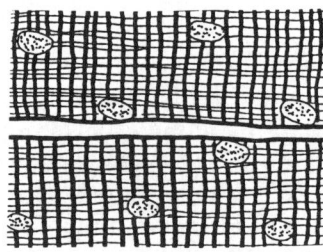

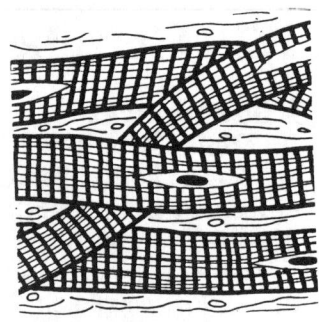

glatte Muskulatur
(Abb. 18)

quergestreifte Muskulatur
(Abb. 19)

Herzmuskelgewebe
(Abb. 20)

Nervengewebe
Die Zellen des Nervengewebes dienen der Aufnahme von Reizen, der Reizweiterleitung der Reizverarbeitung und der Reizbeantwortung.

- Nervengewebe finden wir im Gehirn, im Rückenmark und in den peripheren Nervenfasern des Körpers

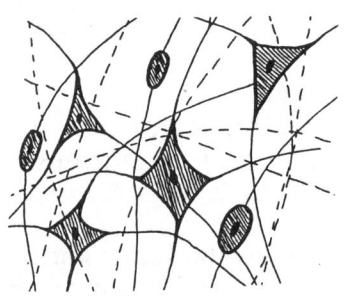

Nervengewebe
(Abb. 21)

Deck- und Epithelgewebe
Die Zellen des Deck- und Epithelgewebes dienen der Auskleidung der inneren und äußeren Oberflächen des Körpers und der Organe.

einschichtiges Plattenepithel
- innere Auskleidung der Körperhöhlen (Bauchhöhle, Brusthöhle)
- Auskleidung der Blutgefäße, Herzinnenräume, Lymphgefäße, Lungenbläschen

einschichtiges Plattenepithel
(Abb. 22)

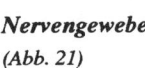

mehrschichtiges unverhorntes Plattenepithel
- Lippen, Mund, Rachen, Speiseröhre, Darmausgang, Scheide
mehrschichtiges verhorntes Plattenepithel
- Oberhaut

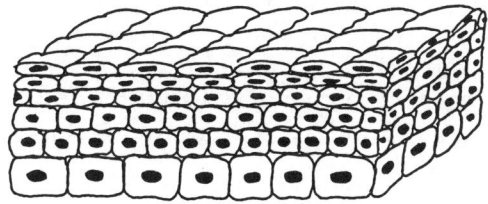

mehrschichtiges Plattenepithel
(Abb. 23)

einschichtiges Zylinderepithel
- Auskleidung des Magen-Darmtraktes

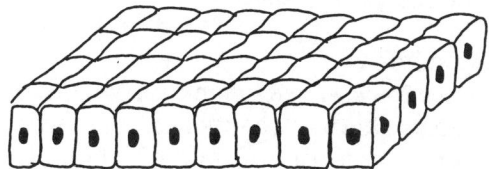

einschichtiges Zylinderepithel
(Abb. 24)

einschichtiges Flimmerepithel
- Innenschicht der Eileiter und Bronchien

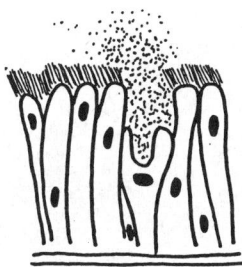

einschichtiges Flimmerepithel
(Abb. 25)

Übergangsepithel
- Blase, Harnleiter

Epithelzellen der Drüsen
- Sekretdrüsen geben ihr Exkret (= *Sekret*) an die Körperoberfläche oder in
  den Verdauungstrakt ab
- Hormondrüsen geben ihr Inkret (= *Hormon*) an die Blutbahn ab

_____
_____
_____
_____
_____
_____
_____
_____
_____
_____

Binde- und Stützgewebe

Die Zellen des Binde- und Stützgewebes geben dem Körper Halt und Form, verbinden die verschiedenen Gewebearten miteinander und dienen als Füllsubstanz bei Wunden.

Bindegewebe
- lockeres Bindegewebe als Füllstoff zwischen den organspezifischen Zellen
- faseriges Bindegewebe als leimgebende Fasern in Muskeln, Bändern und Sehnen

Fettgewebe
- **Speicherfett** = fetthaltige Zellen als Unterhautfettgewebe und als Gekrösefett des Darmes
- **Baufett** = fetthaltige Zellen im Bereich Nierenlager, Augen, Gesäß, Handteller, Fußsohlen

Knorpelgewebe
- **hyaliner Knorpel** = Rippenknorpel, Gelenkflächenüberzug, Luftröhrenknorpelspangen, Bronchien
- **elastischer Knorpel** = Kehlkopfdeckel, Ohrmuschel
- **faseriger Knorpel** = Zwischenwirbelscheibe, Schambeinfuge

Knochengewebe
- in allen Knochen

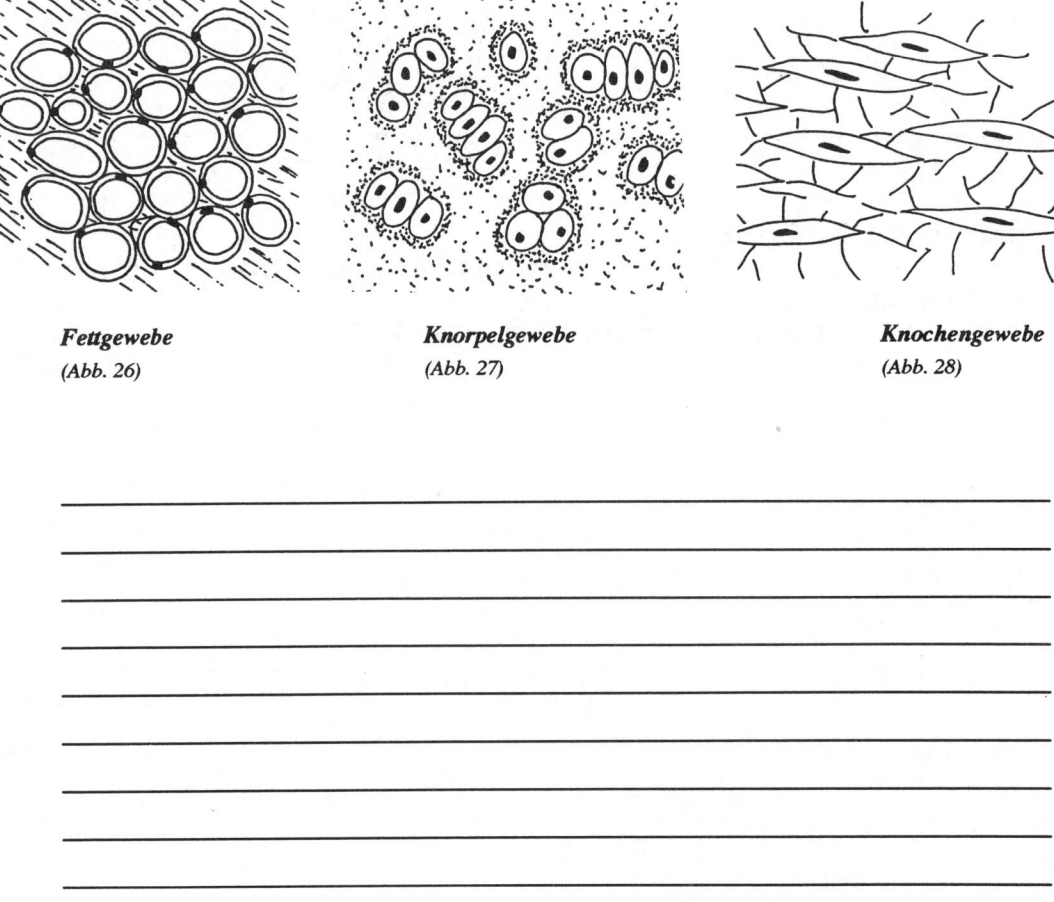

Fettgewebe
(Abb. 26)

Knorpelgewebe
(Abb. 27)

Knochengewebe
(Abb. 28)

1.3. Organe

Allgemeines

Organe sind aus Zellen und Geweben zusammengesetzte Teile des Körpers, die eine Einheit mit einer speziellen Funktion bilden.
Das Organ Muskel besteht z.B. aus Muskelgewebe, Nervengewebe, Epithelgewebe, Bindegewebe.
Dienen mehrere Organe mit einer unterschiedlichen Funktion einer gleichen Aufgabe, so sprechen wir von einem Organsystem.

<u>Merke:</u> **Organe** sind der Zusammenschluß verschiedener Gewebe zu einer Funktionseinheit.
Ein **Organsystem** ist die Funktionsgemeinschaft mehrerer Organe zur Erfüllung einer gemeinsamen Aufgabe.

Organsysteme

Bewegungssystem = Knochen, Gelenke, Bänder, Sehnen, Muskeln

Kreislaufsystem = Herz, Blut- und Lymphgefäße

Atmungssystem = Nase, Rachen, Kehlkopf, Lunge

Verdauungssystem = Mund, Zwölffingerdarm, Dünndarm, Dickdarm,

Harnsystem = Niere, Blase, Harnleiter, Harnröhre

Geschlechtssystem = Eierstöcke, Eileiter, Gebärmutter, Scheide, ...
= Hoden, Nebenhoden, Samenleiter, Penis, ...

Hormonsystem = Schilddrüse, Nebenschilddrüse, Nebennieren, ...

Nervensystem = Gehirn, Rückenmark, Nerven

Sinnesorgansystem = Auge, Nase, Ohr, Zunge, ...

---

2. Bewegungssystem
2.1 Allgemeine Knochenlehre

Aufgaben der Knochen

passiver Bewegungsapparat
Stützfunktion und Formgebung
Schutz der lebenswichtigsten Organe
Ansatzstelle für Muskeln und Sehnen
Blutbildungsstätte

Aufbau und Abbau des Knochengewebes

Für den Aufbau des Knochengewebes sind spezielle knochenbildende Zellen verantwortlich (= *Osteoblasten*). Den Abbau des Knochens übernehmen knochenfressende Zellen *(= Osteoklasten)*.
Stabilität, Härte und Festigkeit erhält der Knochen durch die Mineralien:

- Kalzium
- Magnesium
- Natrium
- Kalium

Knochenwachstum

Dickenwachstum
Das Dickenwachstum der Knochen geht von der Knochenhaut (= *Periost*) aus.

Längenwachstum
Bei Kindern und Jugendlichen befindet sich zwischen Epiphyse und Diaphyse der Röhrenknochen eine Knorpelschicht (= *Epiphysenfuge*). Von dieser geht das Längenwachstum aus.

_____

_____

_____

_____

_____

_____

_____

_____

Knochenhaut (= *Periost*)

Der Knochen wird mit Ausnahme der Gelenkflächen von einer derben Haut überzogen, die wir Periost nennen. In der Knochenhaut verlaufen Nerven und Blutgefäße zur Versorgung des Knochens. Die innere Schicht des Periost enthält sogenannte Knochenbildner (= *Osteoblasten*), die für das Dickenwachstum des Knochens zuständig sind.

Knochenaufbau

Merke:	***Epiphyse*** = Endstück eines Röhrenknochens
	Diaphyse = Mittelstück eines Röhrenknochens

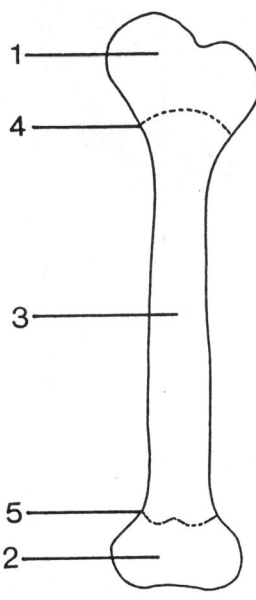

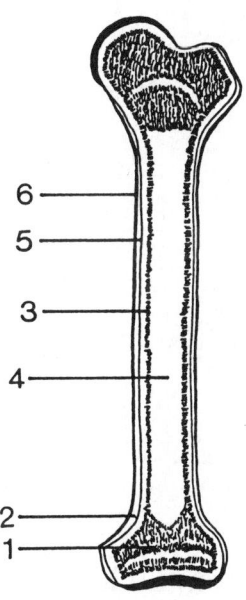

Röhrenknochen (Abb. 29)

1 körpernahes Gelenkende (proximale Epiphyse)
2 körperfernes Gelenkende (distale Epiphyse)
3 Knochenschaft (Diaphyse)
4 körpernahe Wachstumslinie für das Längenwachstum
5 körperferne Wachstumslinie für das Längenwachstum

Röhrenknochen von innen (Abb. 30)

1 Knochenbälkchen (Spongiosa)
2 kompakter Knochen (Kompakta)
3 Knochenbälkchenstruktur (Spongiosa)
4 Markhöhle
5 innere Knochenhaut (Endost)
6 äußere Knochenhaut (Periost)

_____

_____

_____

_____

_____

_____

_____

_____

_____

Knochenformen

Röhrenknochen: - Extremitäten (Oberarm, Elle, Speiche,
                          Oberschenkel, Schienbein, Wadenbein)

Platte Knochen: - Schädeldach
                          - Schulterblatt (= *Scapula*)
                          - Brustbein (= *Sternum*)
                          - Beckenknochen

Unregelmäßig geformte, - Handwurzelknochen
kurze Knochen: - Fußwurzelknochen
                            - Wirbel
                            - Gesichtsknochen

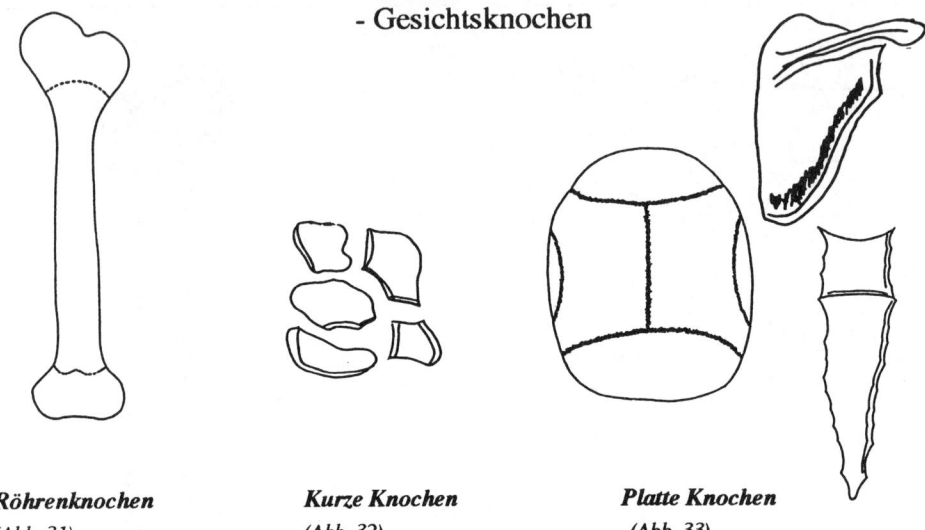

Röhrenknochen   *Kurze Knochen*   *Platte Knochen*

(Abb. 31)   (Abb. 32)   (Abb. 33)

Knochenmark

In der Markhöhle, zwischen den Bälkchen der Spongiosa, befindet sich das Knochenmark. Bei der Geburt und bei Kindern bis zur Vollendung der Wachstumsperiode ist nur **rotes Knochenmark** (= *blutbildendes Knochenmark*) vorhanden. Im Laufe des Lebens wird das rote Knochenmark durch **gelbes Fettmark** verdrängt.

Das rote blutbildende Knochenmark finden wir beim Erwachsenen nur noch in wenigen Knochen (z.B. Brustbein, Rippen, Schädelknochen, Beckenknochen).

_____

_____

_____

_____

_____

_____

_____

_____

_____

Knochenverbindungen

Unterteilung

Unechte Gelenke *(= feststehende Knochenverbindungen)*
Auch Fugen oder Haften (= *Synarthrosen*) genannt. Sie gestatten keine oder nur geringe Beweglichkeit der miteinander verbundenen Knochen.

Bindegewebige (bandhafte) Knochenverbindungen (= *Syndesmosen*)
Vorkommen:
- Fontanellen des Neugeborenen
- Zwischenknochengewebe zwischen Elle und Speiche und zwischen Schienbein und Wadenbein

Knorpelhafte Knochenverbindungen (= *Synchondrosen*)
Vorkommen:
- Epiphysenfugen der jugendlichen Röhrenknochen
- Zwischenwirbelscheiben
- zwischen 1. Rippe und Brustbein
- Schambeinfuge (= *Symphyse*)

Knochenhafte Kochenverbindungen (= *Synostosen*)
Vorkommen:
- Kreuzbein (Verknöcherung der Wirbelsäule)
- Steißbein (Verknöcherung der Wirbelsäule)
- Hüftbein (Verknöcherung von Darm-, Scham- und Sitzbein)
- Schädelknochen

Echte Gelenke (= *Diarthrosen*)
Gelenkige Verbindungen zwischen mindestens zwei Knochen; z.B. Schultergelenk, Ellenbogengelenk, Handgelenk, Fingergelenk, Hüftgelenk, Kniegelenk, Fußgelenk, Zehengelenk.

Charakteristische Zeichen eines echten Gelenkes

Gelenkkapsel: verbindet die, durch den Gelenkspalt getrennten, Knochenenden und schützt das Gelenk

Gelenkspalt: ein mit wenig Schmierflüssigkeit (= *Synovia*) ausgefüllter schmaler Spalt zwischen den beiden Kochenenden

Gelenkbänder: sind der Gelenkkapsel aufgelagert und verleihen dem Gelenk mehr Halt

Gelenkknorpel: überzieht den Gelenkkopf und die Gelenkpfanne

Beweglichkeit: zwischen zwei oder mehreren Knochen

Gelenkaufbau

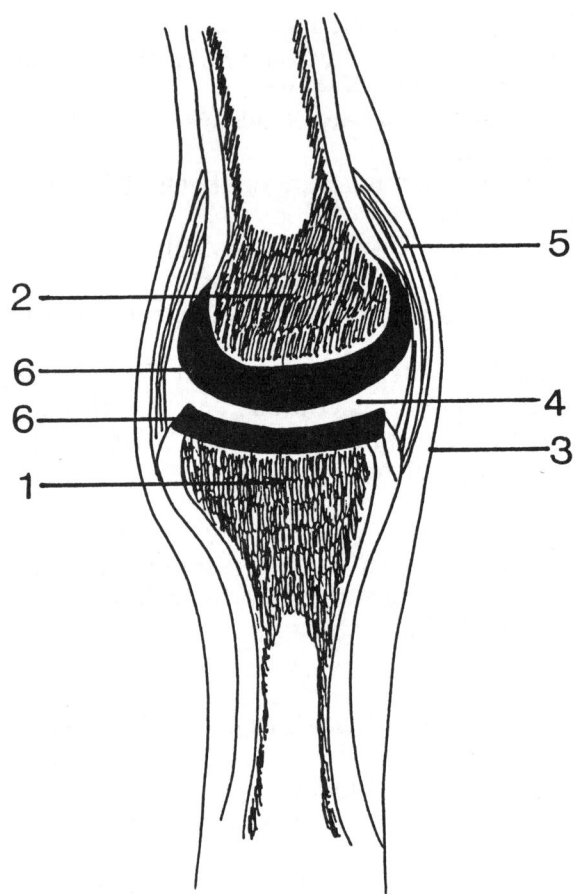

Aufbau eines
echten Gelenkes
(Abb. 34)
1 Gelenkpfanne
2 Gelenkkopf
3 Gelenkkapsel
4 Gelenkspalt
5 Gelenkbänder
6 Knorpelüberzug

_____

_____

_____

_____

_____

_____

_____

_____

_____

_____

Unterteilung der Gelenke

Scharniergelenke (= *einachsige Gelenke*)
- Fingergelenk
- Zehengelenk
- Kniegelenk
- Elle-Oberarmgelenk
- oberes Sprunggelenk

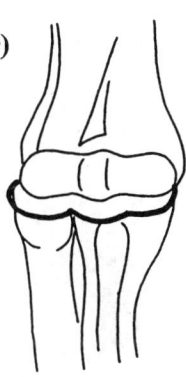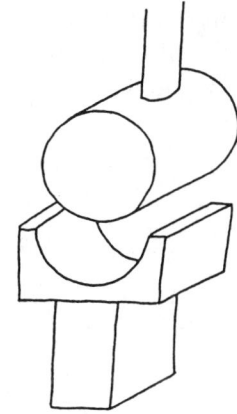

(Abb. 35) **Scharniergelenke**

Sattelgelenk (= *zweiachsiges Gelenk*)
- Daumengrundgelenk

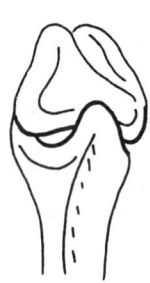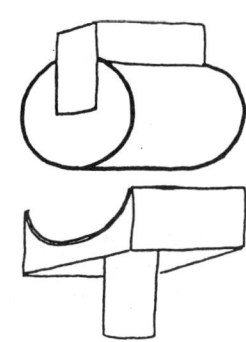

(Abb. 36) **Sattelgelenk**

Eigelenke (= *zweiachsige Gelenke*)
- Handgelenk
- Hinterhauptbein-Atlasgelenk

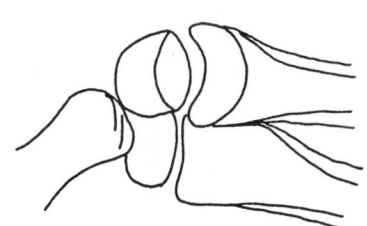

(Abb. 37) **Eigelenke**

_____
_____
_____
_____
_____
_____
_____
_____
_____
_____
_____

Kugelgelenke *(vielachsige Gelenke)*
- Schultergelenk
- Hüftgelenk

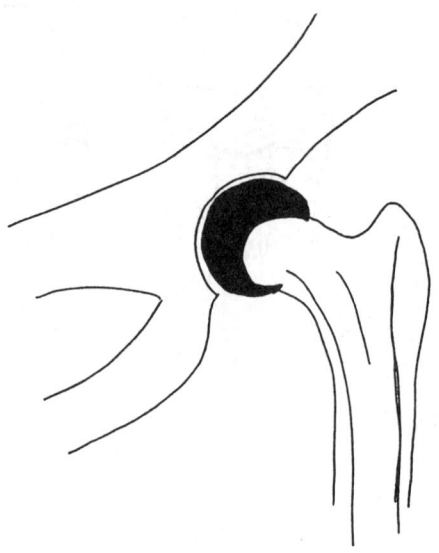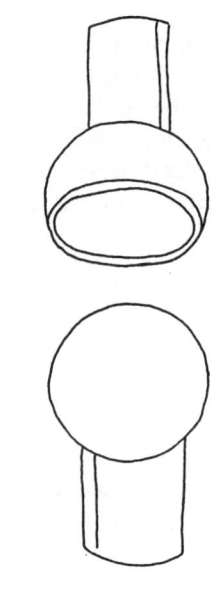

(Abb. 38) **Kugelgelenke**

Drehgelenke *(Zapfengelenke)*
- Atlas-Axisgelenk (zwischen 1. und 2. Halswirbel)
- Ellen-Speichen-Gelenk

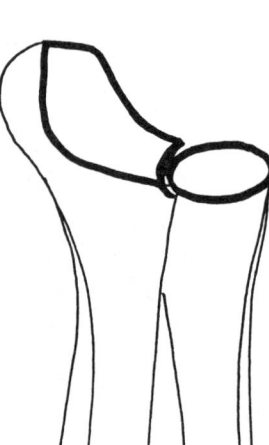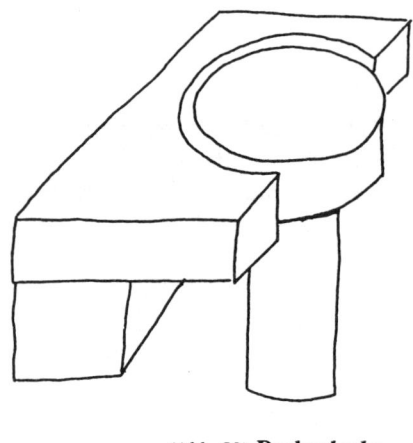

(Abb. 39) **Drehgelenke**

_____

_____

_____

_____

_____

_____

_____

_____

_____

_____

2.2. Spezielle Knochenlehre

Gliederung der Skelettknochen

Schädel
- Hirnschädel
  - mit Schädeldach und Schädelbasis
- Gesichtsschädel
  - mit Nase und Kiefer

Achsenskelett
- Wirbelsäule
  - mit Hals-, Brust- und Lenden-
    wirbelsäule sowie Kreuzbein und
    Steißbein
- Rippen
- Brustbein

Extremitätengürtel
- Schultergürtel
  - mit Schlüsselbein und
    Schulterblatt
- Beckengürtel
  - mit Kreuzbein, Darmbein,
    Schambein und Sitzbein

Extremitäten
- Armskelett
  - mit Oberarmknochen, Elle, Speiche,
    8 Handwurzelknochen, 5 Mittelhandknochen,
    5 Fingergrundglieder, 4 Fingermittel-
    glieder und 5 Fingerendglieder
- Beinskelett
  - mit Oberschenkelknochen, Kniescheibe,
    Wadenbein, Schienbein, 7 Fußwurzelknochen,
    5 Mittelfußknochen, 5 Zehen mit je 2-5 Gliedern

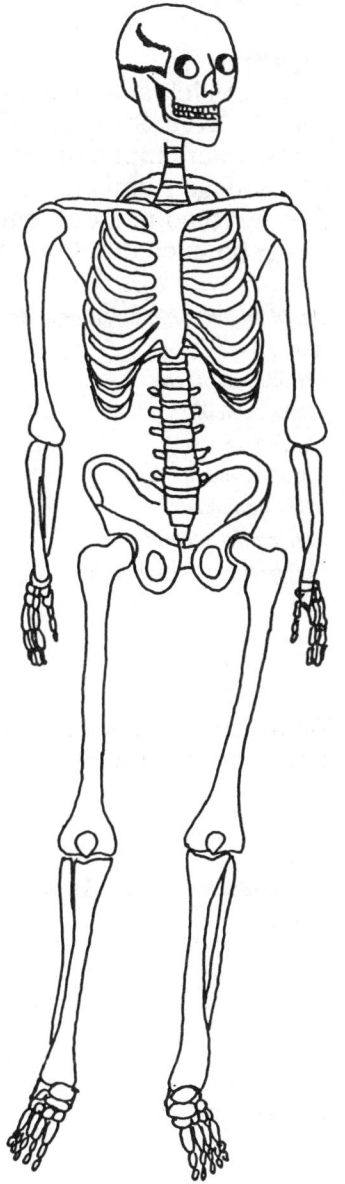

(Abb. 40) **Skelett**

_____

_____

_____

_____

_____

_____

_____

_____

_____

_____

Schädel

Schädeldach

Das Schädeldach schützt das Gehirn vor äußeren Verletzungen und wird gebildet vom Stirnbein, den Scheitelbeinen, den Schläfenbeinschuppen und dem Hinterhauptbein. Beim Neugeborenen ist beim Stirnbein noch die paarige Anlage sichtbar.
Die Verbindung der einzelnen Knochen des Schädeldachs erfolgt beim Neugeborenen durch breite bindegewebige Haften (= *Fontanellen*).

Schädeldach (Schädelkalotte) des Neugeborenen

(Abb. 41)
1 Hinterhauptbein
2 Scheitelbein
3 Stirnbein
4 große Fontanelle
 (Stirnfontanelle)
5 kleine Fontanelle
 (Hinterhauptfontanelle)

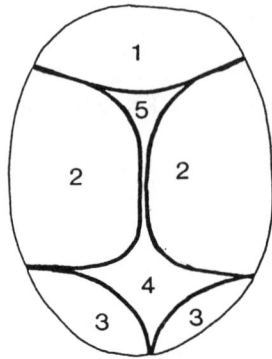

Beim Erwachsenen sind die Knochen durch sog. Zackennähte knöchern untereinander verbunden und bilden die sogenannten Schädelnähte.

Schädeldach des Erwachsenen
(Abb. 42)
1 Hinterhauptbein
2 Scheitelbein
3 Stirnbein
4 Pfeilnaht
5 Kranznaht
6 Lambdanaht

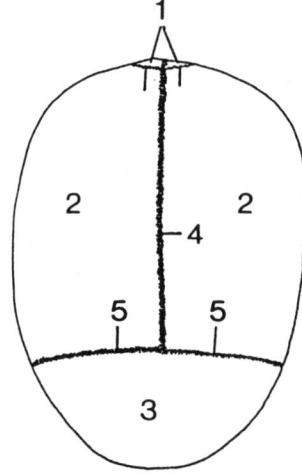

Schädelbasis

Die Schädelbasis läßt von oben gesehen drei Gruben erkennen, die terassenförmig von vorn nach hinten absteigen = vordere, mittlere und hintere Schädelgrube.

Die Schädelbasis wird von den unten aufgeführten Knochen gebildet und ist von zahlreichen Löchern, Kanälen und Spalten durchbrochen, durch die Nerven und Blutgefäße ein- und austreten.

Die Knochen der Schädelbasis enthalten zum Teil luftgefüllte Hohlräume.

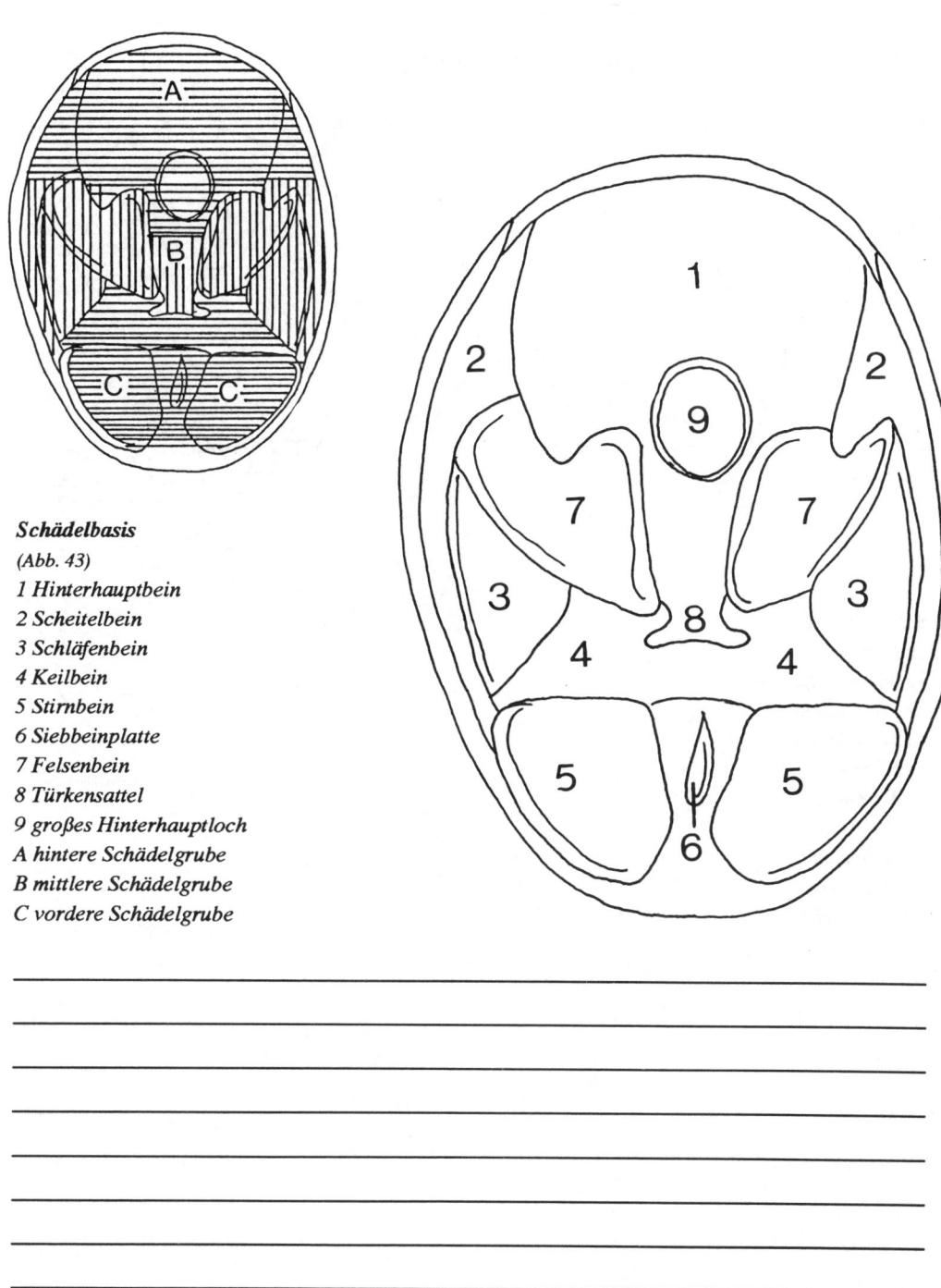

Schädelbasis
(Abb. 43)
1 Hinterhauptbein
2 Scheitelbein
3 Schläfenbein
4 Keilbein
5 Stirnbein
6 Siebbeinplatte
7 Felsenbein
8 Türkensattel
9 großes Hinterhauptloch
A hintere Schädelgrube
B mittlere Schädelgrube
C vordere Schädelgrube

Schädel (seitlich)

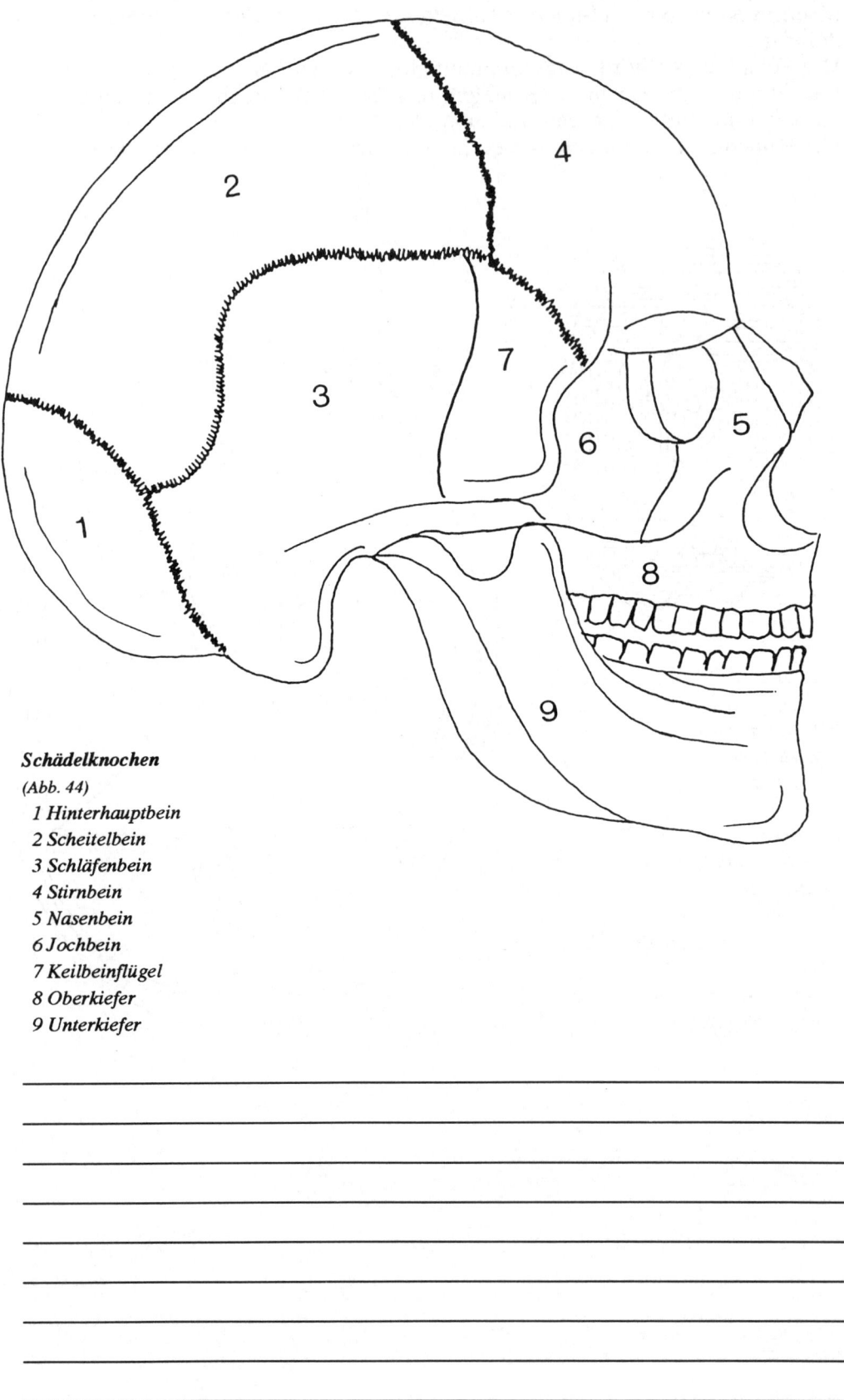

Schädelknochen
(Abb. 44)
  1 Hinterhauptbein
  2 Scheitelbein
  3 Schläfenbein
  4 Stirnbein
  5 Nasenbein
  6 Jochbein
  7 Keilbeinflügel
  8 Oberkiefer
  9 Unterkiefer

Schädel mit Schultergürtel von der Seite

(Abb. 45)

Hirnschädel

1 *Hinterhauptbein*
2 *Scheitelbein*
3 *Stirnbein*
4 *Keilbein*
5 *Schläfenbein*

Gesichtsschädel

6 *Jochbein*
7 *Tränenbein*
8 *Nasenbein*
9 *Pflugscharbein*
10 *Oberkiefer mit Zähnen*
11 *Unterkiefer mit Zähnen*

Hals

12 *Halswirbel*

Schultergürtel

13 *Schlüsselbein*
14 *Schulterblatt*

Brustkorb

15 *Brustbein*
16 *Rippen*

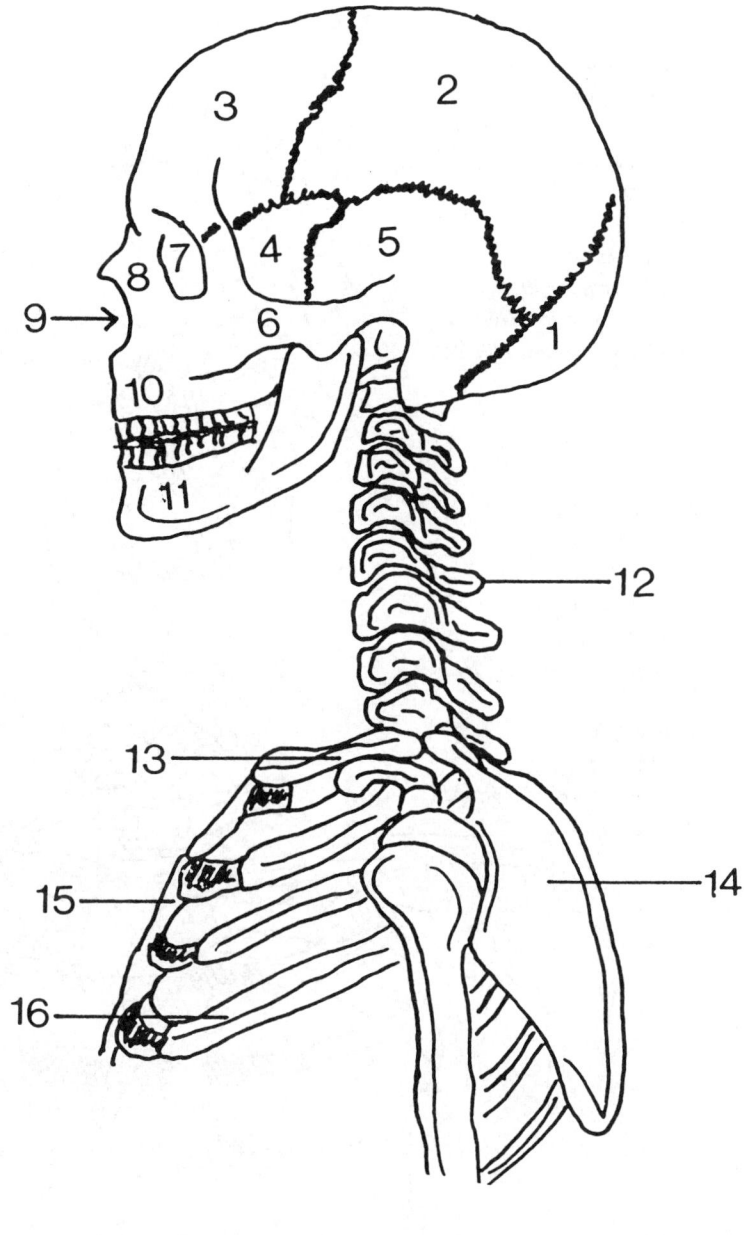

_____

_____

_____

_____

_____

_____

_____

_____

Schädel mit Schultergürtel von vorne

(Abb. 46)

Hirnschädel

1 *Scheitelbein*
2 *Stirnbein*
3 *Schläfenbein*

Gesichtsschädel

4 *Augenhöhle*
5 *Jochbein*
6 *Nasenbein*
7 *Pflugscharbein*
8 *Oberkiefer mit Zähnen*
9 *Unterkiefer mit Zähnen*

Hals

10 *Halswirbel*

Schultergürtel

11 *Schlüsselbein*
12 *Schulterblatthöhe*
13 *Rabenschnabelfortsatz*
14 *Gelenkpfanne*
15 *Schulterblatt*

Brustkorb

16 *Brustbein*
17 *Knorpelzone der Rippen*
18 *Rippen*

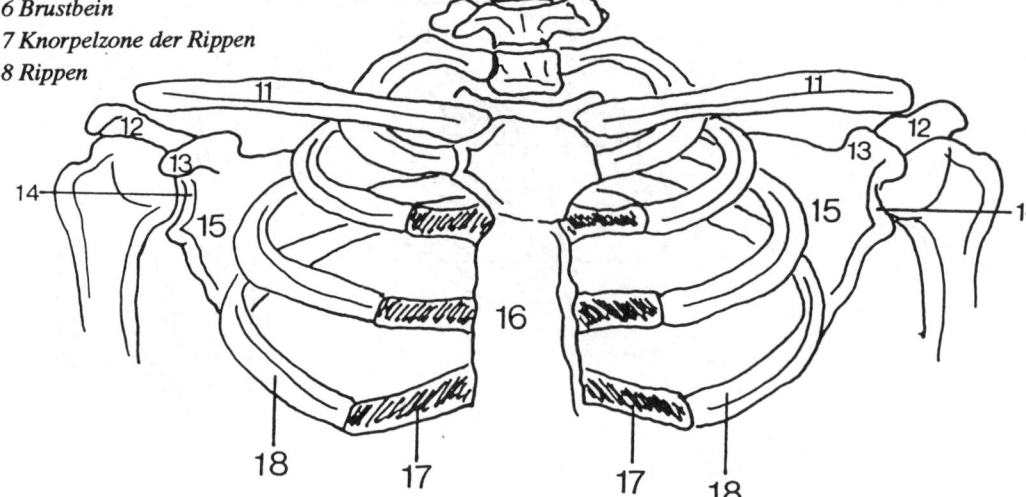

_____

_____

_____

_____

_____

_____

_____

_____

_____

_____

Achsenskelett

Wirbelsäule

Das Achsenskelett des menschlichen Körpers bildet die Wirbelsäule. Sie besteht aus 33 - 34 Wirbeln, die zum Teil durch faserknorpelige Zwischenwirbelscheiben (= *Bandscheiben*) miteinander verbunden und zum Teil knöchern verwachsen sind.

Die Doppel-S-Form und die Bandscheiben im Bereich der Hals-, Brust- und Lendenwirbelsäule verleihen der Wirbelsäule eine große Elastizität und federt den Körper (insbesondere den Kopf) gegen Stoß ab.

Bau und Gliederung der Wirbelsäule

⇐ rückenwärts   bauchwärts ⇒

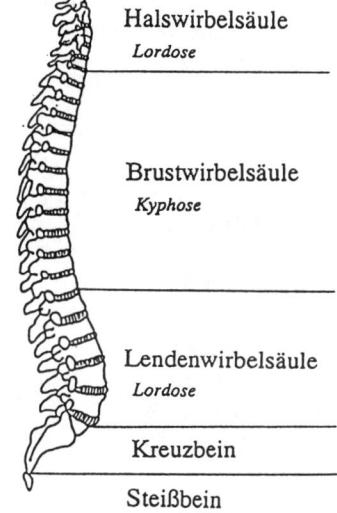

Halswirbelsäule
Lordose

Brustwirbelsäule
Kyphose

Lendenwirbelsäule
Lordose

Kreuzbein

Steißbein

Wirbelsäule (Abb. 47)
 7 Halswirbel
12 Brustwirbel
 5 Lendenwirbel
 5 Kreuzbeinwirbel
4-5 Steißbeinwirbel

Krümmung nach vorn = Lordose
Krümmung nach hinten = Kyphose

Abschnitte der Wirbelsäule
HWS = Halswirbelsäule
- 7 Halswirbel
- 1. Halswirbel (= *Atlas / Träger*)
  besitzt keinen Wirbelkörper,
  sondern nur einen vorderen
  und hinteren Wirbelbogen mit
  Gelenkflächen für das Hinterhauptbein (hier finden die Nick-
  bewegungen des Kopfes statt)
- 2. Halswirbel (= *Axis / Dreher*) besitzt
  einen Zahn (= *Dens*), der in den Ring
  des 1. Halswirbels ragt (hier finden
  die Drehbewegungen des Kopfes statt)
BWS = Brustwirbelsäule
- 12 Wirbel
- besitzen Gelenkflächen für die Rippen

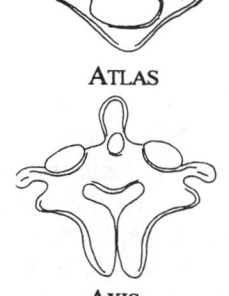

ATLAS

AXIS

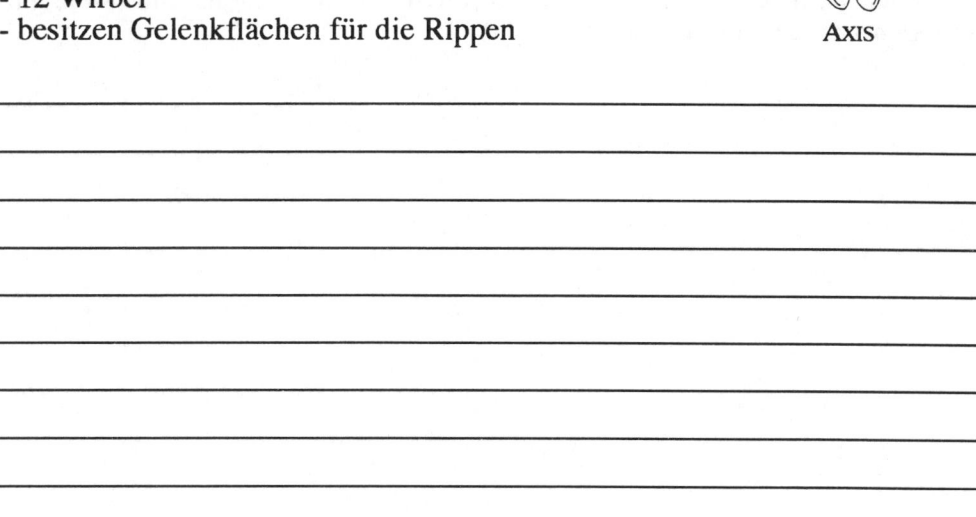

LWS = Lendenwirbelsäule
- 5 Wirbel
- in Höhe des 1. bis 2. Lendenwirbels endet das Rückenmark

Kreuzbein
- 5 knöchern verschmolzene Wirbel
- straffe, gelenkige Verbindung zum Darmbein
  (= Darmbein-Kreuzbeingelenk)

Steißbein
- 3-5 knöchern verwachsene und verkümmerte Wirbel

Aufbau eines Wirbels

Bei einem Wirbel unterscheiden wir:
Wirbelkörper, Wirbelbögen, Wirbelloch, Querfortsätze, Dornfortsätze, Gelenkflächen.

Brustwirbel

(Abb. 48)

1 Wirbelkörper
2 Dornfortsätze
3 Querfortsätze
4 Wirbelbogen
5 obere Gelenkfläche
6 Wirbelloch
7 Bandscheibe
8 Austrittsstelle für
  Rückenmarksnerven)

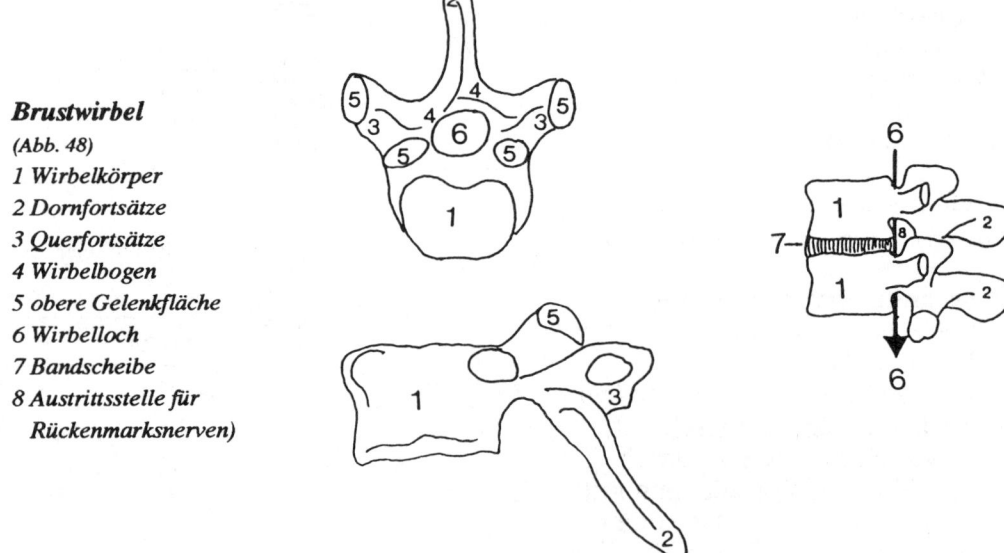

Bandscheiben

Die Bandscheiben (= *Disken*) sind Faserknorpelringe mit einem gallertartigen Kern (= *Nucleus pulposus*). Sie dienen der Federung und dem Druckausgleich zwischen den einzelnen Wirbelkörpern.
Zwischen dem 1. und 2. Halswirbel sowie im Kreuzbein und Steißbein befinden sich keine Bandscheiben.

_____

_____

_____

_____

_____

_____

_____

_____

_____

_____

Brustkorb

Zum Brustkorb (= *Thorax*) gehören die 12 Brustwirbel mit ihren Gelenkflächen für die Rippen, 12 Rippenpaare und das Brustbein (= *Sternum*).

Rippen

Die 12 Rippenpaare (= *Costae*) sind spangenartig gebogene, schlanke Knochen. Sie bestehen zum größeren Teil aus einem platten Knochen und zum kleineren Teil aus Knorpel, dem Rippenknorpel. Sie sind gelenkig mit den Brustwirbeln verbunden. Die ersten sieben Rippen sind mit ihrem knorpeligen Anteil direkt mit dem Brustbein verbunden (= *wahre oder echte Rippen*). Die 8. bis 10. Rippe ist jeweils mit dem Knorpel der höher gelegenen Rippe mit dem Brustbein verbunden (= *falsche Rippen*). Die 11. und 12. Rippe ist relativ kurz und endet mit ihrer knorpeligen Spitze in der Bauchmuskulatur (= *freie Rippe*).

Brustbein

Das Brustbein (= *Sternum*) ist ein flacher, länglicher Knochen, der vorne in der Mittellinie des Brustkorbes liegt. Das Brustbein ist durch Knorpelhaften elastisch mit den Rippen verbunden.

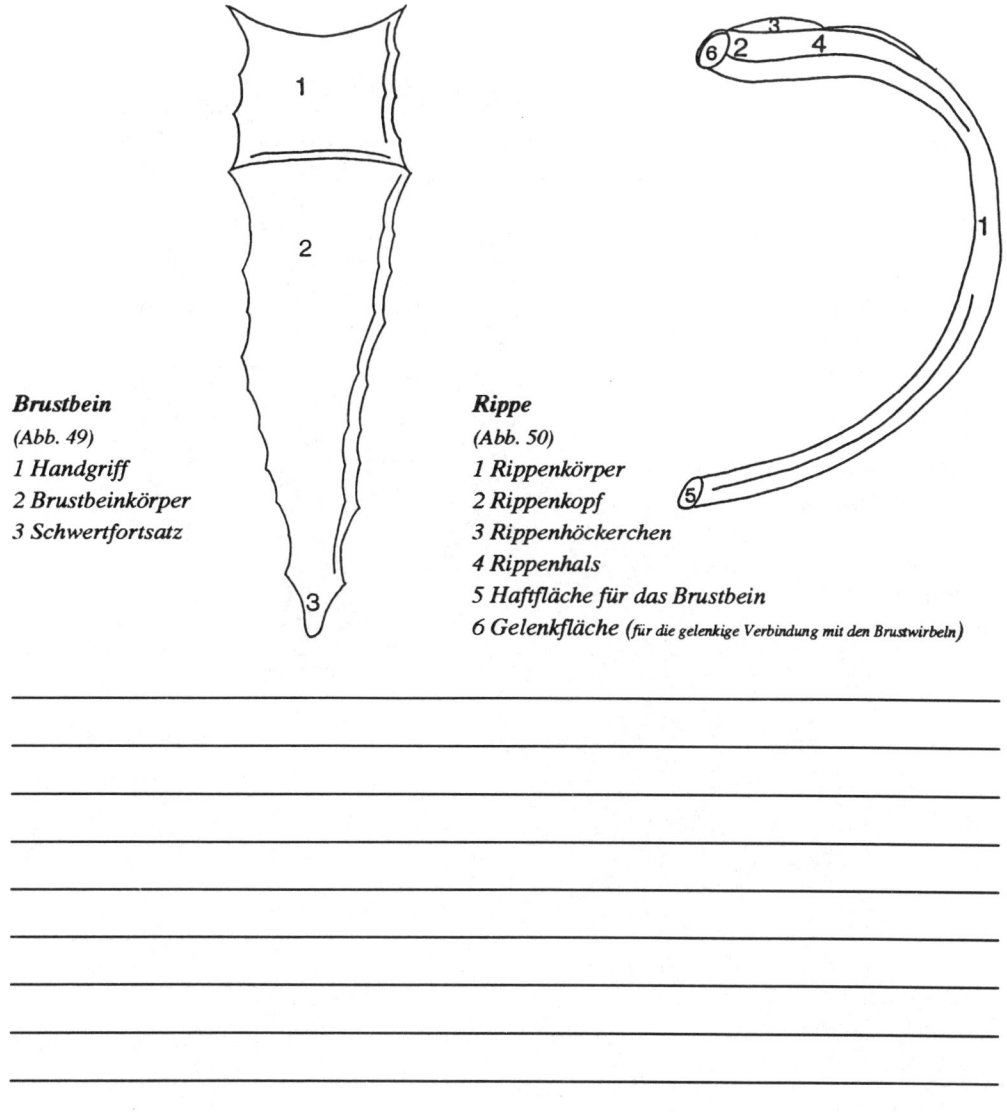

Brustbein

(Abb. 49)

1 Handgriff
2 Brustbeinkörper
3 Schwertfortsatz

Rippe

(Abb. 50)

1 Rippenkörper
2 Rippenkopf
3 Rippenhöckerchen
4 Rippenhals
5 Haftfläche für das Brustbein
6 Gelenkfläche (für die gelenkige Verbindung mit den Brustwirbeln)

Brustkorb von vorne
(Abb. 51)

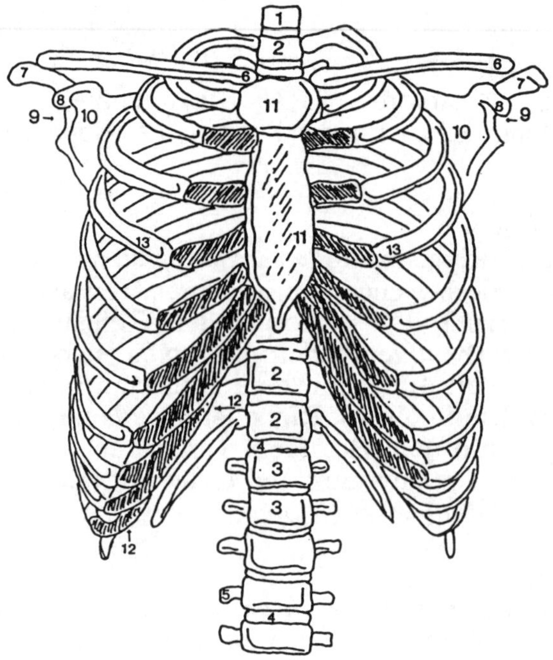

Wirbelsäule:
 1 Halswirbel
 2 Brustwirbel
 3 Lendenwirbel
 4 Bandscheibe
 5 Querfortsatz
Schultergürtel:
 6 Schlüsselbein
 7 Schulterblatthöhe
 8 Rabenschnabelfortsatz
 9 Gelenkpfanne
10 Schulterblatt
Brustkorb:
11 Brustbein
12 Knorpelzone der Rippen
13 Rippen

Brustkorb von hinten
(Abb. 52)

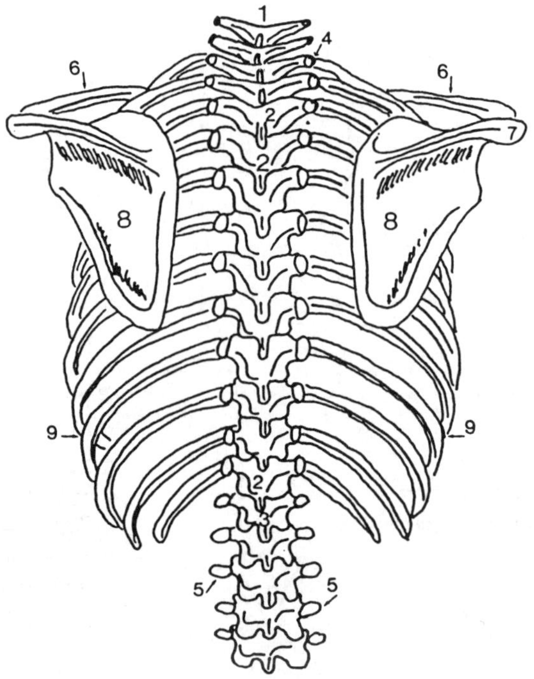

Wirbelsäule:
 1 Halswirbel
 2 Brustwirbel
 3 Lendenwirbel
 4 Gelenkfläche für Rippenköpfchen
 5 Querfortsatz
Schultergürtel:
 6 Schlüsselbein
 7 Schulterblatthöhe
 8 Schulterblatt
Brustkorb:
 2 Brustwirbel
 9 Rippen

Becken von vorne
(Abb. 53)

Wirbelsäule:
 1 Lendenwirbel
 2 Kreuzbein

Beckengürtel:
 2 Kreuzbein
 3 Darmbein
 4 Schambein
 5 Sitzbein
 6 Schambeinfuge
 7 Gelenkpfanne

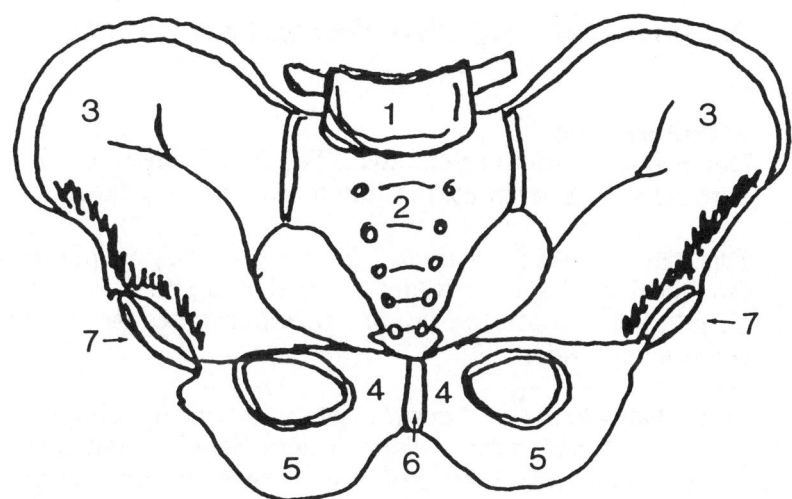

Becken von hinten
(Abb. 54)

Wirbelsäule:
 1 Lendenwirbel
 2 Kreuzbein
 3 Steißbein
Beckengürtel:
 2 Kreuzbein
 4 Darmbein
 5 Schambein
 6 Sitzbein
 7 Gelenkpfanne

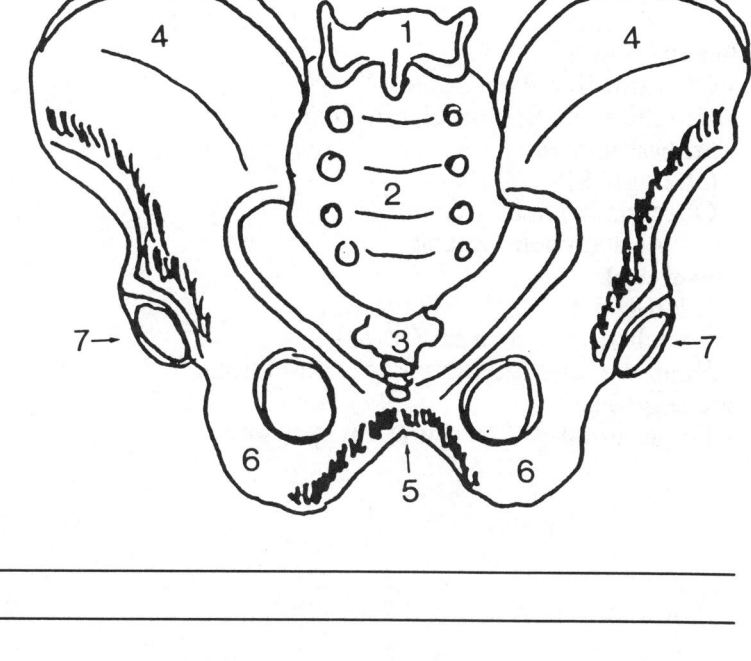

Schultergürtel mit den oberen Extremitäten

Schultergürtel
Der Schultergürtel besteht aus 2 Schlüsselbeinen und 2 Schulterblättern und verbindet die oberen Extremitäten mit dem Brustkorb.

Das **Schulterblatt** (= *Scapula*) ist ein dreieckiger, platter Knochen, der dem Brustkorb aufliegt. Er bildet die Gelenkpfanne für das Schultergelenk. Die Schulterhöhe (= *Acromion*) des Schulterblattes ist gelenkig mit dem Schlüsselbein verbunden.

Das **Schlüsselbein** (= *Clavicula*) ist ein S-förmig gebogener Knochen, der eine gelenkige Verbindung zwischen dem Schulterblatt und dem Brustbein herstellt. Das Schlüsselbein stellt die Grenze zwischen Brust und Hals dar.

Obere Extremitäten
Die obere Extremität besteht aus dem Oberarmknochen, den beiden Unterarmknochen Elle und Speiche sowie dem Handskelett. An der Hand unterscheidet man 8 Handwurzelknochen, 5 Mittelhandknochen und 14 Fingerknochen.

Gelenkige Verbindungen der oberen Extremitäten

Schultergelenk
- Oberarm-Schulter-Gelenk
- Schulterblatt-Schlüsselbein-Gelenk

Ellenbogengelenk
- Oberarm-Ellen-Gelenk
- Oberarm-Speichen-Gelenk
- Ellen- Speichen-Gelenk

Handgelenk
- Ellen-Handwurzel-Gelenk
- Speichen-Handwurzel-Gelenk
- Handwurzel-Mittelhandknochen-Gelenk

Fingergelenke
- Fingergrund-, Mittel- und Endgelenke

_____

_____

_____

_____

_____

_____

_____

_____

_____

Arm mit Schultergürtel

von vorne
(Abb. 55)

von hinten
(Abb. 56)

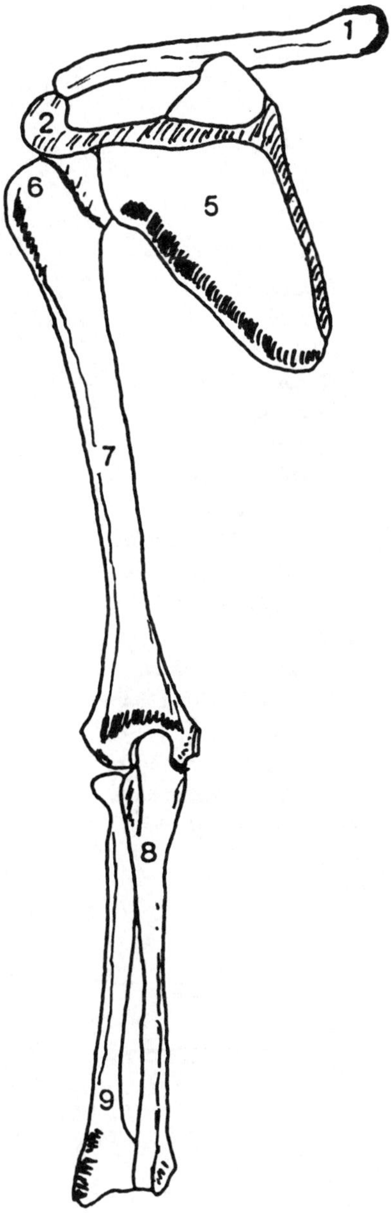

Schultergürtel:
  1 Schlüsselbein
  2 Schulterblattgräte
    mit Schulterblatthöhe
  3 Rabenschnabelfortsatz
  4 Gelenkpfanne
  5 Schulterblatt
Oberarm:
  6 Oberarmkopf
  7 Oberarmschaft
Unterarm:
  8 Elle
  9 Speiche

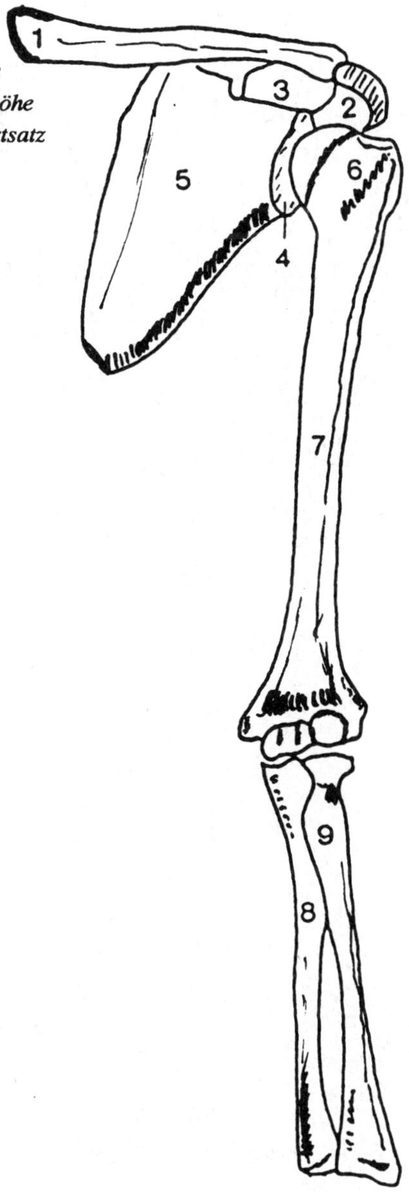

Hand von oben
(Abb. 57)

Unterarm:
 1 Elle
 2 Speiche
Handwurzelknochen:
 3 Kahnbein
 4 Mondbein
 5 Dreieckbein
 6 Erbsenbein
 7 großes Vieleckbein
 8 kleines Vieleckbein
 9 Kopfbein
 10 Hakenbein
Mittelhandknochen:
 11 Mittelhandknochen
Fingerknochen:
 12 Fingergrundglieder
 13 Fingermittelglieder
 14 Fingerendglieder

Hand von der Seite
(Abb. 58)

Beckengürtel mit unteren Extremitäten

Beckengürtel
Der Beckengürtel (= *Beckenring*) besteht aus 2 Hüftbeinen und dem Kreuzbein und stellt die Verbindung zwischen Wirbelsäule und unteren Extremitäten her.

Das **Hüftbein** setzt sich aus je einem Darmbein, Schambein und Sitzbein zusammen, die miteinander verschmolzen sind. Die Darmbeine sind gelenkig mit dem Kreuzbein verbunden. Die Schambeine sind durch eine Knorpelhafte miteinander verbunden (= *Symphyse*).
Darm-, Scham- und Sitzbein sind über die **Hüftgelenkspfanne** gelenkig mit dem Oberschenkelkopf verbunden.
Das Becken wird anatomisch in ein großes und ein kleines Becken eingeteilt. Das **große Becken** wird von den Darm- und Schambeinen gebildet.
Das **kleine Becken** wird vom Kreuzbein, Steißbein sowie von den Sitzbeinen gebildet.

Untere Extremitäten
Die untere Extremität setzt sich zusammen aus dem Oberschenkelknochen, dem Schienbein, dem Wadenbein, der Kniescheibe und dem Fußskelett. Am Fuß unterscheidet man 7 Fußwurzelknochen, 5 Mittelfußknochen und 14 Zehenknochen.

Gelenkige Verbindungen der unteren Extremitäten

Hüftgelenk
- Oberschenkel-Hüftbein-Gelenk

Kniegelenk
- Oberschenkel-Schienbein-Gelenk

Fußgelenk
- oberes Sprunggelenk (Schienbein-Wadenbein-Sprungbeingelenk)
- unteres Sprunggelenk (Sprungbein-Fersenbein-Gelenk)

Zehengelenke
- Zehengrund-, Zehenmittel- und Zehenendgelenke

Beckengürtel mit Oberschenkeln
(Abb. 59)

Beckengürtel:
  1 Kreuzbein
  2 Steißbein
  3 Darmbein
  4 Schambein
  5 Sitzbein
Oberschenkel:
  6 Oberschenkelkopf
  7 Oberschenkelhals
  8 großer Rollhügel
  9 Oberschenkelschaft

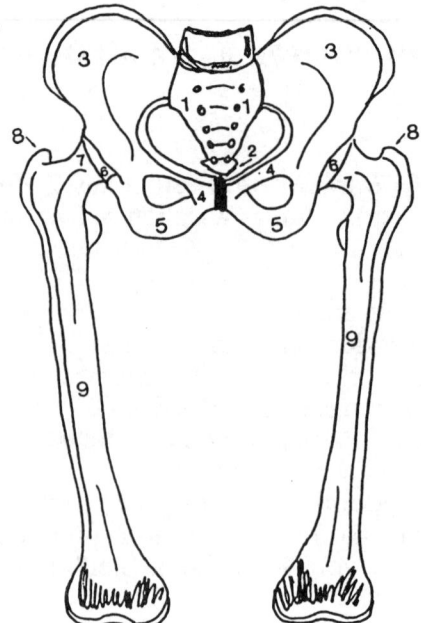

linker Oberschenkel und Unterschenkel
(Abb. 60)

Oberschenkel:
  1 Oberschenkelkopf
  2 Oberschenkelhals
  3 großer Rollhügel
  4 Oberschenkelschaft
Unterschenkel und Kniescheibe:
  5 Kniescheibe
  6 Schienbein
  7 Wadenbein
Fußwurzelknochen:
  8 Sprungbein
  9 Fersenbein

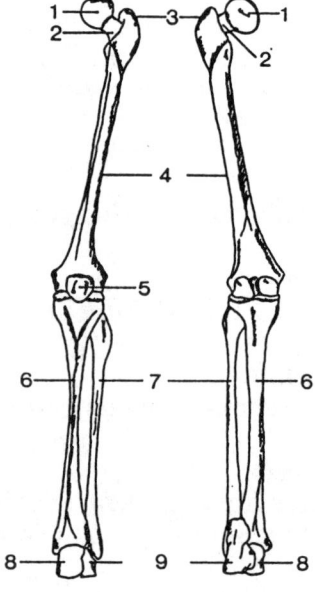

von vorne　　**von hinten**

_____
_____
_____
_____
_____
_____
_____
_____
_____

Fuß von oben
(Abb. 61)

Fußwurzelknochen:
1 Gelenkfläche des
 Sprungbeins
2 Sprungbein
3 Fersenbein
4 Kahnbein
5 Würfelbein
6 inneres Keilbein
7 mittleres Keilbein
8 äußeres Keilbein

Mittelfußknochen:
9 Mittelfußknochen

Zehenknochen:
10 Zehengrundglieder
11 Zehenmittelglieder
12 Zehenendglieder

Fuß von der Seite
(Abb. 62)

2.3. Muskellehre

Allgemeines

Muskelzellen bilden zusammen mit Bindegewebszellen das Muskelgewebe. Von **Muskeln** sprechen wir, wenn Muskelgewebe zu größeren Gruppen zusammengefaßt sind. Die Gesamtheit der Muskeln des Körpers nennen wir **Muskulatur**.

Muskeln können sich zusammenziehen (= *Muskelkontraktion*) und dienen damit der Fortbewegung, können Hohlorgane (Darm, Blutgefäße, Gallenblase, Harnblase) verengen (= *Peristaltik*) oder wirken als Pumpe für das Blut. Diesen Aufgaben entsprechend sind die Muskeln unterschiedlich mit Nerven versorgt und verschieden aufgebaut. Die Fortbewegung erfolgt durch die quergestreiften Muskeln, die durch willkürliche Nerven gesteuert werden. Die inneren Hohlorgane werden von glatten Muskeln bewegt, die von unwillkürlichen Nervenfasern gesteuert werden. Der Herzmuskel ist ein quergestreifter Muskel, der jedoch unwillkürlich gesteuert wird.
Die vom Nervensystem aus gesteuerte Grundspannung der Muskulatur nennen wir *Tonus*.

Merke:
> **glatte Muskulatur** = Eingeweidemuskulatur (unwillkürlich)
> **quergestreifte Muskulatur** = Skelettmuskulatur (willkürlich)
> **Herzmuskulatur** = quergestreifte Muskulatur (unwillkürlich)

Aufgaben der Muskeln
- willkürliche Bewegungen der quergestreiften Skelettmuskulatur
- unwillkürliche Bewegungen der inneren Hohlorgane
- Aufrechterhaltung der Herz- und Kreislauftätigkeit (Herzmuskulatur, glatte Gefäßmuskulatur)
- Muskel-Venen-Pumpe (für den Rücktransport des venösen Blutes)
- Muskeln besitzen die Fähigkeit sich zusammenzuziehen (kontrahieren)
- Wärmebildner und Wärmespeicher
- Reizweiterleitung
- Verschluß von Hohlorganen (Blase, Darm)

Unterteilung nach Muskelformen

Hohlmuskel:	- Herz, Harnblase, Gallenblase, Gebärmutter
Spindelförmige Muskeln:	- Extremitätenmuskulatur
Platte Muskeln:	- Bauchmuskulatur, Rückenmuskulatur, Brustmuskulatur
Ringmuskeln:	- Mundmuskulatur, Augenmuskulatur
Schließmuskeln (= *Sphinkter*):	- Darmschließmuskel, Blasenschließmuskel

Unterteilung der Muskeln nach ihrer Bewegung

Abspreizer	(= *Abduktoren*) sind Muskeln, die die Gliedmaßen vom Körper abspreizen.
Heranzieher	(= *Adduktoren*) sind Muskeln, die eine Gliedmaße zum Körper hinbewegt.
Beuger	(= *Flexoren*) sind Muskeln, die eine Beugebewegung im Gelenk veranlassen.
Strecker	(= *Extensoren*) sind Muskeln, die eine Streckbewegung im Gelenk veranlassen.
Schließmuskel	(= *Sphinkter*) sind Muskeln, die ein Hohlorgan verschließen.
Einwärtsdreher	(= *Pronatoren*) sind Muskeln, die den Arm oder Fuß nach innen drehen.
Außwärtsdreher	(= *Supinatoren*) sind Muskeln, die den Arm oder Fuß nach außen drehen.

Sehnen, Faszien, Schleimbeutel, Sehnenscheiden

Sehnen sind bindegewebige Endstücke der Muskeln, sie setzen am Periost des Knochens an oder sind direkt in den Knochen eingewachsen. Sehnen übertragen die Zugwirkung des Muskels auf die Knochen.

Faszien sind sehnenartige Hüllen der Muskeln (Muskelhaut, Muskelbinde). Sie bilden eine Führungsröhre für den Muskel und halten den erschlafften Muskel in der richtigen Lage.

Schleimbeutel sind mit schleimiger Flüssigkeit gefüllte Säckchen (Taschen) zwischen Sehnen, Muskeln und Knochen. Schleimbeutel halten den andauernden Druck der Sehnen vom Knochen fern und erleichtern das Gleiten der Sehnen und Muskeln.

Sehnenscheiden sind röhrenförmige, durch schleimige Flüssigkeit innen glatt gehaltene Bindegewebshüllen der langen Sehnen der Finger- und Zehenmuskeln. Sehnenscheiden haben die Aufgabe, Sehnen in der Nähe von Gelenken zu fixieren und vor Reibung zu schützen.

Skelettmuskulatur
Die Skelettmuskulatur ist aus Muskelbündeln aufgebaut. Sie lassen sich gliedern in:
- Muskelursprung oder Muskelkopf
  (meist an festen bzw. wenig beweglichen Skelett-Teilen)
- Muskelbauch
- Muskelansatz
  (meist an stärker beweglichen bzw. entfernten Skelett-Teilen)
An den Enden geht der Muskel meist in Sehnen über.
Muskeln entspringen:
- am Knochen
- in sich selbst (= *Ringmuskeln*)
Da sich ein Muskel nur aktiv verkürzen aber nicht aktiv verlängern kann, gibt es zu jedem Muskel einen entgegengesetzt wirkenden Partner (= *Antagonist*).

Aufteilung der Skelettmuskulatur
- Hals- und Kopfmuskulatur
- Muskulatur des Brustkorbes
- oberflächliche Rückenmuskulatur
- tiefe Rückenmuskulatur
- Bauchmuskulatur
- Beckenmuskeln
- Muskulatur der oberen Extremitäten
- Muskulatur der unteren Extremitäten

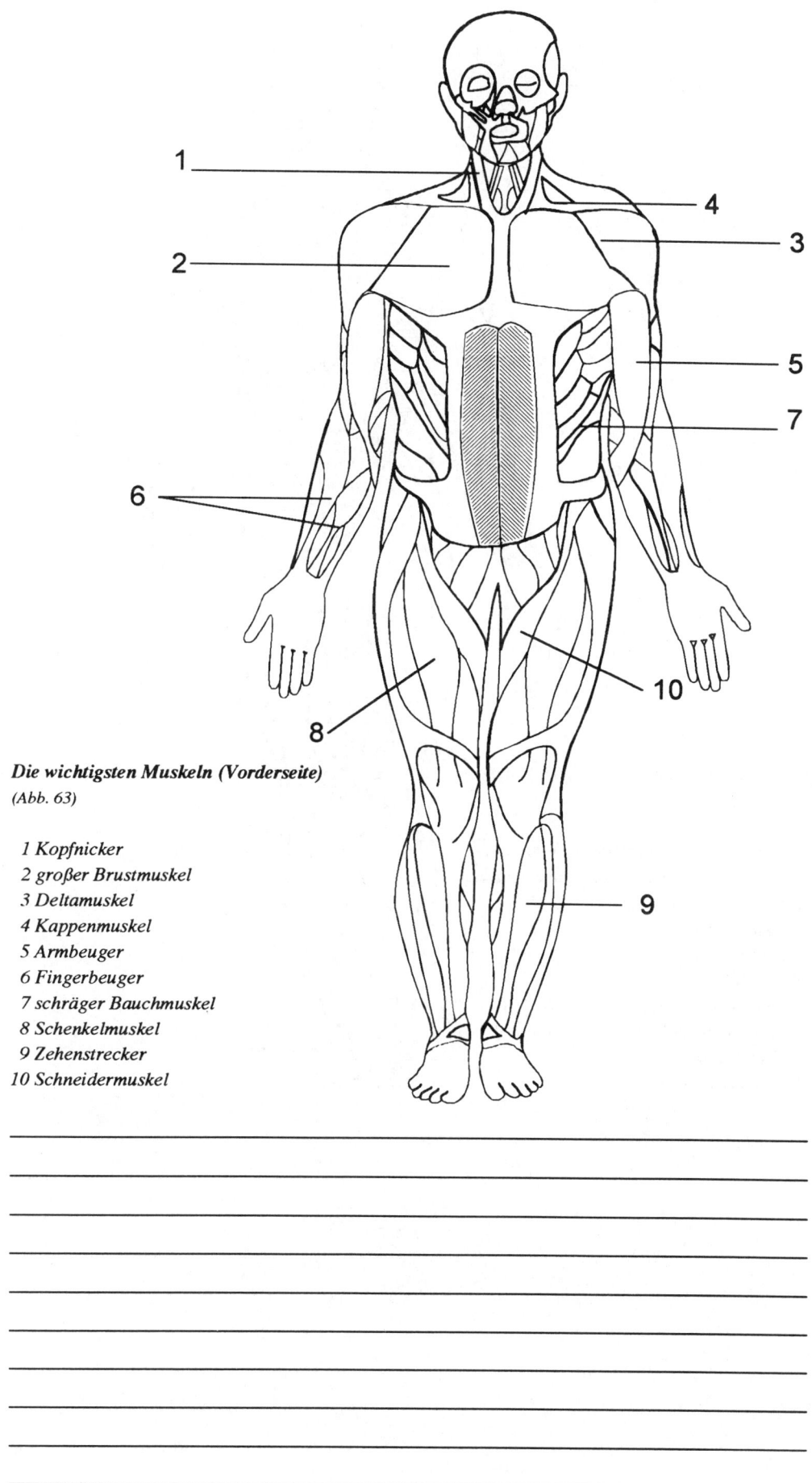

Die wichtigsten Muskeln (Vorderseite)
(Abb. 63)

1 Kopfnicker
2 großer Brustmuskel
3 Deltamuskel
4 Kappenmuskel
5 Armbeuger
6 Fingerbeuger
7 schräger Bauchmuskel
8 Schenkelmuskel
9 Zehenstrecker
10 Schneidermuskel

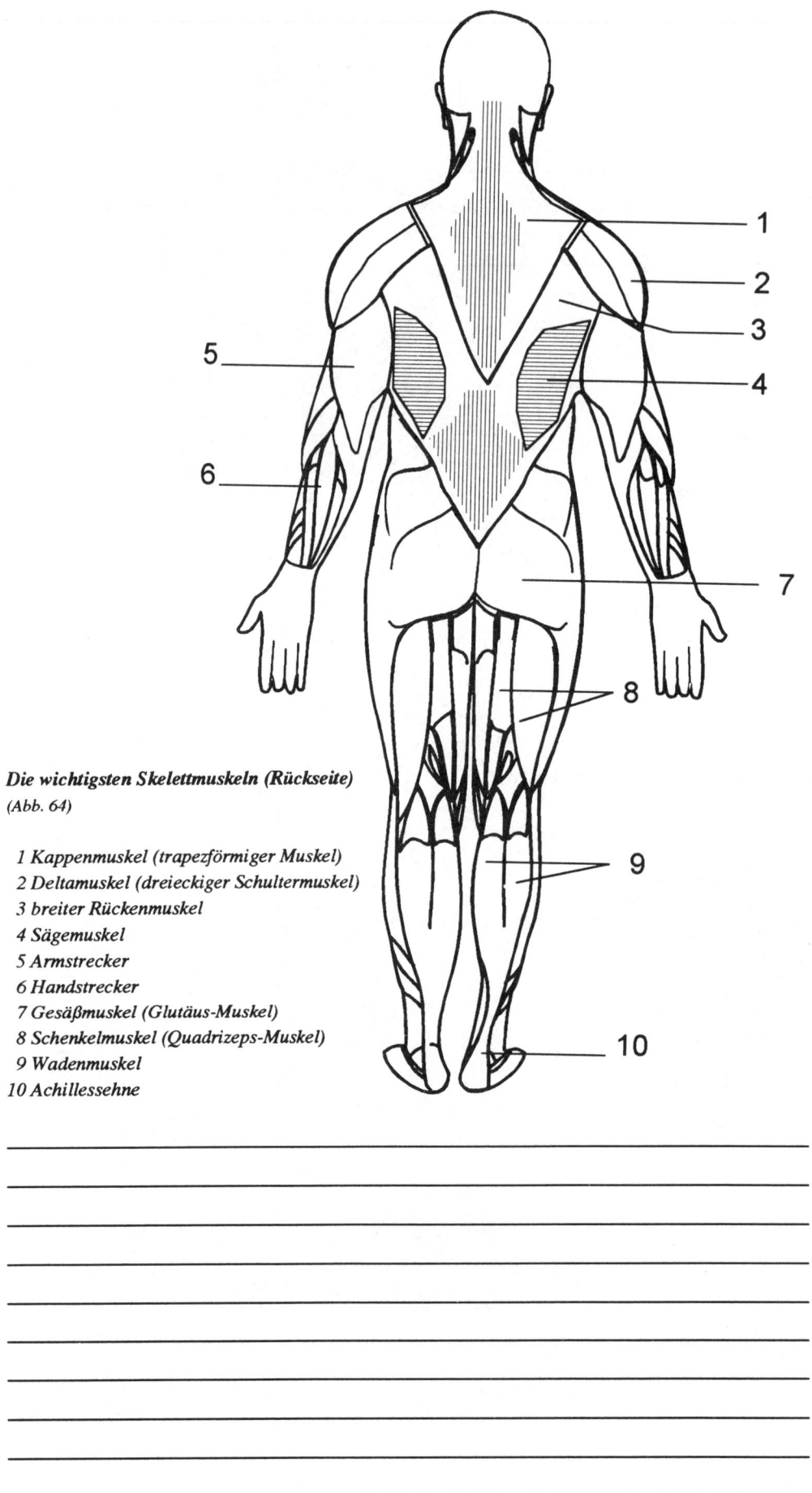

Die wichtigsten Skelettmuskeln (Rückseite)
(Abb. 64)

1 Kappenmuskel (trapezförmiger Muskel)
2 Deltamuskel (dreieckiger Schultermuskel)
3 breiter Rückenmuskel
4 Sägemuskel
5 Armstrecker
6 Handstrecker
7 Gesäßmuskel (Glutäus-Muskel)
8 Schenkelmuskel (Quadrizeps-Muskel)
9 Wadenmuskel
10 Achillessehne

3. Herz - Kreislaufsystem
3.1. Blut

Allgemeines
Die Lehre vom Blut nennen wir *Hämatologie*.
In der Blutflüssigkeit (= *Blutplasma*) befinden sich frei bewegliche Blutzellen (= *Blutkörperchen*). Sauerstoffreiches Blut ist hellrot, sauerstoffarmes Blut ist dunkelrot. Im Organismus übernimmt das Blut lebensnotwendige Funktionen.

Funktionen des Blutes
Transportfunktion
- respiratorische Funktion
    - Sauerstofftransport von den Lungen zum Gewebe
    - Kohlendioxidtransport vom Gewebe zu den Lungen
- Ernährungsfunktion
    - Nährstofftransport aus dem Darm und der Leber zu den Geweben
- Entschlackungsfunktion
    - Schlackentransport zu den Ausscheidungsorganen (Leber, Niere)
- Regulationsfunktion
    - Transport von Vitaminen, Fermenten und Hormonen
    - Wassertransport aus dem Darm zum Gewebe
    - Mineralstofftransport (Aufrechterhaltung des osmotischen Druckes in den Körperflüssigkeiten)
    - Wärmetransport aus der Muskulatur zu Organen mit geringem Stoffwechsel und zur Haut

Abwehrfunktion
- Antikörperbildung
- Antikörpertransport
- Abwehrreaktionen gegen Krankheitserreger und körperfremde Stoffe

Eigenfunktionen
- Pufferung (Konstanterhaltung des Blut-pH-Wertes von ca. 7,4)
- Blutgerinnung

Blutmenge
Die Blutmenge eines Erwachsenen beträgt 7% bis 8% des Körpergewichtes, also im Durchschnitt 4,5 bis 5,5 Liter.

_____

_____

_____

_____

_____

_____

_____

_____

_____

Zusammensetzung des Blutes

Das Blut besteht aus 45% festen Bestandteilen, den Blutkörperchen und zu 55% aus flüssigen Bestandteilen, dem Plasma.

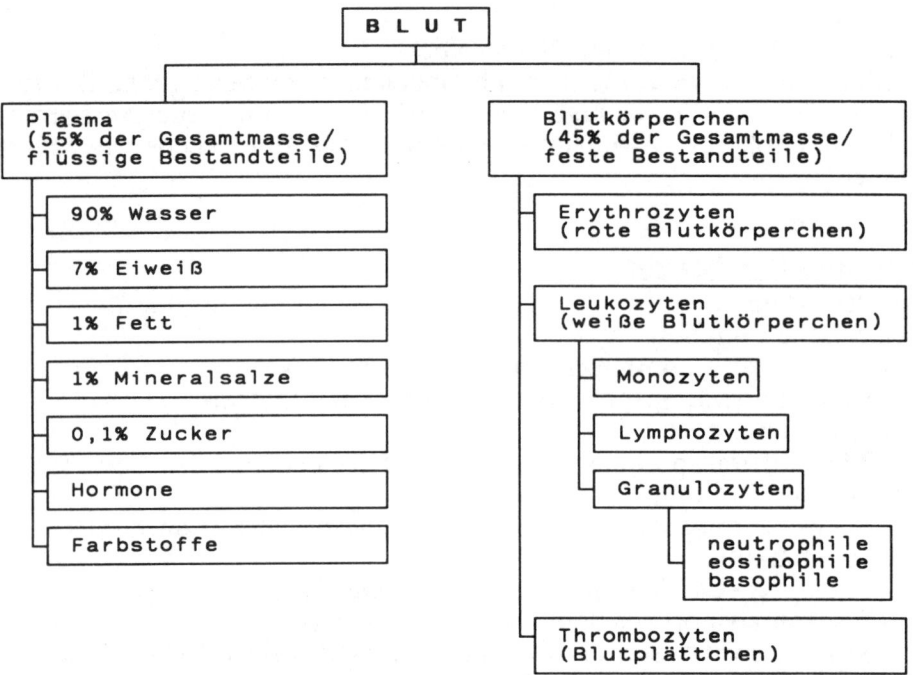

3.2. Feste Bestandteile des Blutes (= *Hämatokrit*)

rote Blutkörperchen (Erythrozyten)	=	4,5 - 5,5 Mill/mm^3
weiße Blutkörperchen (Leukozyten)	=	5.000 - 10.000 /mm^3
- Lymphozyten	=	20 - 40%
- Monozyten	=	2 - 4%
- Granulozyten	=	50 - 70%
Blutplättchen (Thrombozyten)	=	280.000 - 480.00 /mm^3

Rote Blutkörperchen (= *Erythrozyten*)

Bildungsort:	- rotes Knochenmark
Form:	- scheibenförmige, runde, kernlose Zellen
Zusammensetzung:	- 28% Hämoglobin (Hb) - 9% Eiweißbestandteile - 63% Wasser
Anzahl:	- 4,5 - 5 Millionen je mm^3 Blut
Lebensdauer:	- ca. 120 Tage
Abbau:	- im RES (= *resorbierende Zellen*) der Leber und Milz
Abbauprodukt:	- Bilirubin, das Abbauprodukt des Hämoglobins, wird nach Bindung in der Leber ausgeschieden als Urobilin (Urin) und Sterkobilin (Stuhl)

Aufgaben der Erythrozyten
- Erythrozyten gehen eine Verbindung mit dem Hämoglobin (= *eisenhaltiger roter Blutfarbstoff*) ein, durch welches die rote Farbe des Blutes hervorgerufen wird
- mit Hilfe des eisenhaltigen roten Blutfarbstoffes *(= Hämoglobin)* können die roten Blutkörperchen Sauerstoff vom Ort der hohen O_2 - Konzentration (= *Lunge*) zum Ort der niedrigen O_2 - Konzentration (Gewebe) transportieren
- Erythrozyten besitzen verschiedene agglutinable Substanzen, durch welche das Blut verschiedene Blutgruppeneigenschaften erhält (A, B, AB, O, und Rhesusfaktor positiv oder negativ)
- reife Erythrozyten besitzen keinen Zellkern

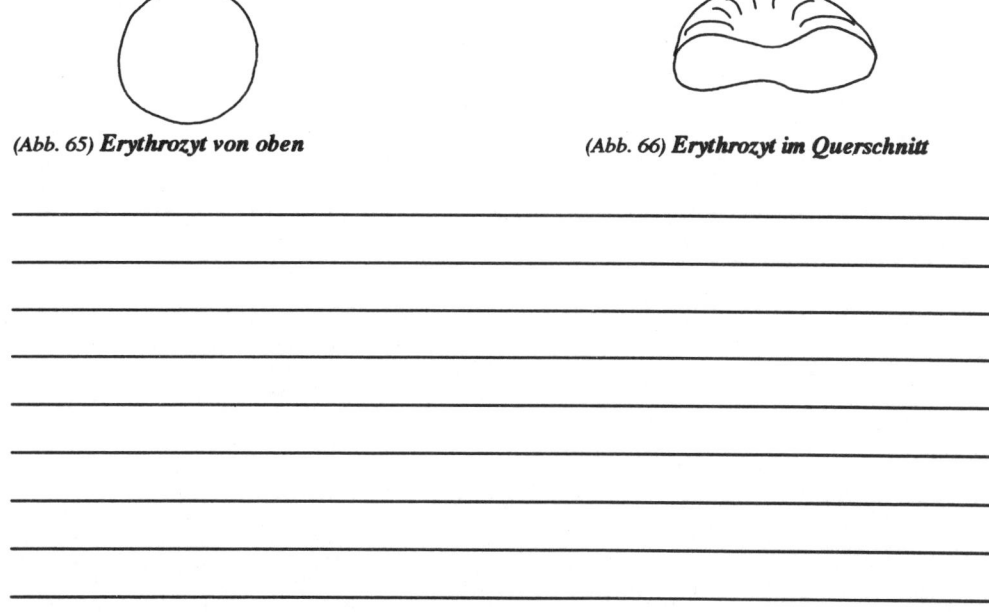

(Abb. 65) Erythrozyt von oben   *(Abb. 66) Erythrozyt im Querschnitt*

Blutplättchen (= *Thrombozyten*)

Bildungsort:	- rotes Knochenmark - sie entstehen aus dem Zytoplasma der Knochen- markriesenzellen
Form:	- winzige, kernlose Zellteilchen mit roter Granulation
Größe:	- 0,5/1000 - 2/1000 mm
Anzahl:	- 200.000 - 500.000 je mm^3 Blut
Lebensdauer:	- 7 - 11 Tage

Aufgaben

Thrombozyten spielen eine wesentliche Rolle bei der Blutgerinnung. Bei kleinen Gefäßverletzungen übernehmen sie die physiologische Gefäßabdichtung.
Bei Zerstörung sondern sie den gerinnungsauslösenden Stoff Thrombokinase ab.

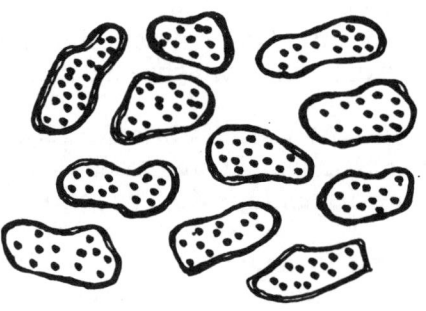

Blutplättchen
(Abb. 67)

_____

_____

_____

_____

_____

_____

_____

_____

3. Herz - Kreislauf

Weiße Blutkörperchen (= *Leukozyten*)

Einteilung der Leukozyten

Granulozyten	60-70% aller Leukozyten
- neutrophile Granulozyten - eosinophile Granulozyten - basophile Granulozyten	50-70% der Leukozyten 2-4% der Leukozyten 0,5-1% der Leukozyten
Lymphozyten	20-25% aller Leukozyten
Monozyten	4-8% aller Leukozyten

Allgemeine Aufgaben und Eigenschaften der Leukozyten

Abwehrfunktion
- Leukozyten finden wir auch außerhalb der Blutgefäße (Lymphflüssigkeit, Knochenmark, Lymphknoten)
- sie haben die Fähigkeit, Fremdkörper wie Bakterien, Staub, abgestorbene Zellen aufzunehmen und zu verdauen (= *Phagozytose*)
- sie können durch die Wand der Kapillargefäße das Blut verlassen (= *amöboide Beweglichkeit*)
- gemeinsam mit Bakterien und abgestorbenem Gewebe bilden sie Eiter
- Bildung von Enzymen zur Verdauung von Fremdstoffen
- blutgerinnungshemmende Wirkung durch Heparinabsonderung
- Bildung von Antikörpern
- Abwehrfunktion bei Allergien
- Abwehrfunktion gegen artfremdes Eiweiß
- Hauptträger der Immunität

neutrophile Granulozyten

Bildungsort:	- rotes Knochenmark
Form:	- Zellen mit einem stark segmentierten Kern (3-5 Kernsegmente) und groben Körnchen im Zelleib - Zellkern und Körnchen verhalten sich farbneutral, lassen sich jedoch rötlich violett einfärben - bei jugendlichen neutrophilen Granulozyten ist der Kern stabförmig
Größe:	- 11/1000 - 14/1000 mm
Anzahl:	- 60-70% aller Leukozyten im Blut
Lebensdauer:	- ca. 10 Tage

Aufgaben
- Abwehrfunktion durch selbständiges Fortbewegen (auch außerhalb der Blutgefäße) zum Ort der Infektion (= *amöboide Beweglichkeit*)
- sie haben die Fähigkeit, Fremdkörper wie Bakterien, Staub, abgestorbene Zellen aufzunehmen und zu verdauen (= *Phagozytose*)
- Eiterbildung
- Bildung von Enzymen (zur Verdauung von Fremdstoffen)

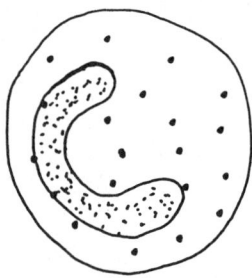

Junger, stabkerniger neutrophiler Granulozyt
(Abb. 68)

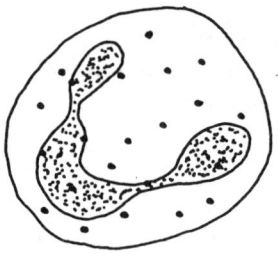

Ausgereifter, segmentkerniger neutrophiler Granulozyt
(Abb. 69)

eosinophile Granulozyten

Bildungsort:	- rotes Knochenmark
Form:	- Zellen mit groben Körnchen (= *Granula*), die die ganze Zelle ausfüllen - der Kern besteht aus 2 großen Kernsegmenten - Zellkern und Körnchen lassen sich durch den Farbstoff "*Eosin*" deutlich darstellen
Größe:	- 11/1000 - 14/1000 mm
Anzahl:	- 2-4% aller Leukozyten im Blut
Lebensdauer:	- unbekannt

Aufgaben
- Abwehrfunktion bei Allergien
- Abwehrfunktion gegen artfremdes Eiweiß

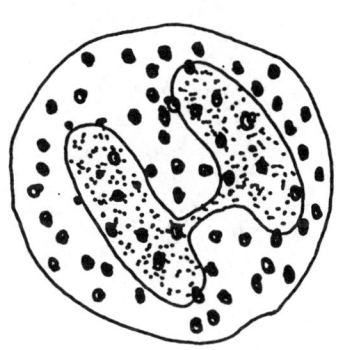

Eosinophiler Granulozyt
(Abb. 70)

_____

_____

_____

_____

_____

_____

_____

_____

basophile Granulozyten

Bildungsort:	- rotes Knochenmark
Form:	- Zellen mit einem kleeblattförmigen Kern und einem leicht granulierten Zelleib - Zellen lassen sich durch *"basische"* Farbstoffe deutlich darstellen
Größe:	- 10/1000 mm
Anzahl:	- 0,5-1% aller Leukozyten im Blut
Lebensdauer:	- ca. 10 Tage

Aufgaben
- sie dienen als Speicher für Heparin und Histamin
- durch das im Granula des Zelleibes gespeicherte Heparin, wird die Blutgerinnung innerhalb der Blutgefäße verhindert

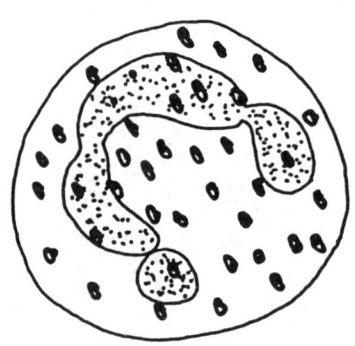

basophiler Granulozyt
(Abb. 71)

Lymphozyten

Bildungsort:	- lymphatische Organe (Milz, Lymphknoten)
Form:	- Zellen mit einem großen Kern, der fast den gesamten Zelleib ausfüllt - glatter, nicht gekörnter Zelleib
Größe:	- 7/1000 - 10/1000 mm
Anzahl:	- 20-25% aller Leukozyten im Blut
Lebensdauer:	- ca. 120 Tage

Aufgaben
- ca. 96% der Lymphozyten befinden sich außerhalb des Blutgefäßsystems (Lymphknoten, Mandeln, Milz, Thymus, Knochenmark) und kommen nur gelegentlich in die Blutbahn
- Immunabwehrreaktionen
- Antikörperbildung

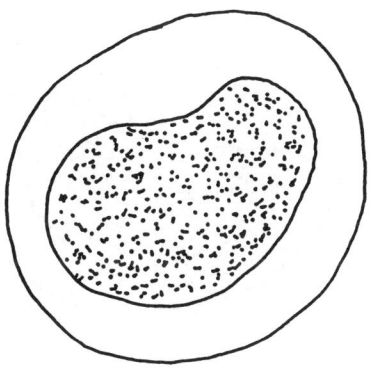

Lymphozyt
(Abb. 72)

_____

_____

_____

_____

_____

_____

_____

_____

_____

Monozyten

Bildungsort:	- rotes Knochenmark
Form:	- Zellen besitzen einen großen, nierenförmigen Kern und sind die größten Blutzellen
Größe:	- 12/1000 - 20/1000 mm
Anzahl:	- 3-8% aller Leukozyten im Blut
Lebensdauer:	- ca. 2-5 Tage

Aufgaben
- Abwehrfunktion durch selbständiges Fortbewegen (auch außerhalb der Blutgefäße) zum Ort der Infektion (= *amöboide Beweglichkeit*)
- sie haben die Fähigkeit, Fremdkörper wie Bakterien, Staub, abgestorbene Zellen aufzunehmen und zu verdauen (= *Phagozytose*)

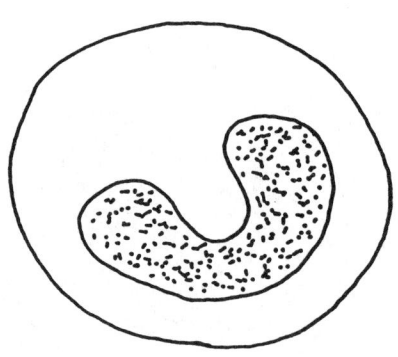

Monozyt
(Abb. 73)

_____

_____

_____

_____

_____

_____

_____

_____

_____

3.3. Blutplasma

Der flüssige Bestandteil des Blutes macht etwa 55% der Gesamtblutmenge aus.

Blutserum + Fibrinogen = Blutplasma

Zusammensetzung

Wasser
- 90% des Blutplasmas

Aufgaben
- Lösungs- und Transportmittel für Eiweiße, Blutkörperchen Kohlendioxid, usw.
- Wärmeregulation (Wärmetransport)

Eiweiß
- 7 % des Blutplasmas
- Albumine ca. 60% des Plasmaeiweißes
- Globuline ca. 40% des Plasmaeiweißes

Aufgaben der Albumine
- Transportfunktion des Eiweißes (von der Leber zu den Körperzellen)
- Bindung und Transport von Wasser, Bilirubin, Gallensäure, Harnsäure, Urobilin, Farbstoffen, Salzen, Medikamenten, wasserlöslichen Vitaminen, usw.

Aufgaben der Globuline
- Transport wasserunlöslicher Stoffe (Lipoide, Lipochrome, Hormone, fettlösliche Vitamine), Eisen und anderer Metalle
- Träger der Antikörper (Gammaglobuline)
- Beteiligung an der Blutgerinnung (Fibrinogen)

Fette
- nahrungsabhängige Konzentrationsschwankungen
- Gesamtlipoide ca. 450 - 1000 mg% im Blutserum
- Cholesterin ca. 120 - 330 mg% (3,1 - 8,3 mmol/l) im Blutserum

Kohlenhydrate
- im Blut als Traubenzucker (Glukose)
- 80 - 100 mg% Glukose im Blutserum

Farbstoffe
- Lipochrome aus der Nahrung (Eigelb, Möhren)
- Bilirubin, Urobilinogen
- 0,6 mg% Bilirubin im Blutserum

stickstoffhaltige organische Abbauprodukte
- Harnstoff
- Harnsäure
- Kreatinin
- Ammoniak
- insgesamt 25-30 mg Rest-Stickstoff im Blutserum

Mineralien
- Natrium   300 - 350 mg
- Kalium   13   - 25 mg%
- Kalzium   10   - 12 mg%
- Magnesium   1,6 - 2,2mg%
- Phosphate   12 mg%

Hormone
- Hormone aller inkretorischer Drüsen

Enzyme (Fermente)
- z.B. Amylase, Phosphatase, Transaminasen (GOT, GPT, LDH, Gamma GT)

Vitamine
- wasserlösliche Vitamine (C, B-Komplex)
- fettlösliche Vitamine (A, D, E, K)

3.4. Blutgruppen

In den roten Blutkörperchen und im Blutserum kommen bestimmte, spezifisch wirkende Stoffe vor, die die Zusammenballung (= *Agglutination*) von fremden roten Blutkörperchen bewirken können. Diese Eigenschaften des Blutes fassen wir zusammen unter dem Begriff "Blutgruppen". Die beiden wichtigsten Blutgruppensysteme sind das "ABO-System" und der Rhesusfaktor.

Das ABO-System wurde 1901 von Landsteiner und der Rhesusfaktor 1940 von Landsteiner und Wiener entdeckt. Die Häufigkeit der ABO-Gruppen und des Rhesusfaktors in Mitteleuropa beträgt:

> A ~ 45%,   B ~ 10%,   AB ~ 5%,   O ~ 40%
> Rhesusfaktor positiv ~ 85%,   Rhesusfaktor negativ ~ 15%

Das **ABO-Blutgruppensystem** ist dadurch gekennzeichnet, daß die roten Blutkörperchen (= *Erythrozyten*) bestimmte Eigenschaft (= *agglutinable Substanz*) besitzen. Ferner befinden sich im Blutserum sogenannte Antikörper (= *Agglutinine*), welche die Blutkörperchen mit fremder Eigenschaft (= *agglutinabler Substanz*) zum Verkleben und zur Auflösung bringen.

Blutgruppe	Erythrozyteneigenschaft	Serumeigenschaft
A	- agglutinable Substanz A	- Antikörper B
B	- agglutinable Substanz B	- Antikörper A
AB	- agglutinable Substanz A und B	- keine Agglutinine
O	- keine agglutinable Substanz	- Antikörper A und B

Zur Feststellung der Blutgruppen A, B, AB und O werden die Testseren Anti-A und Anti-B benutzt.

Rhesusfaktor
Die Erythrozyten des Rh-positiven Blutes besitzen das sogenannte Rhesus-Antigen D. Das Blutserum besitzt keine natürlich vorgebildeten Rh-Antikörper.
Ein Rh-negativer Mensch (ohne Rh-Antigen) bildet erst nach wiederholtem Kontakt (Transfusion, Schwangerschaft) mit Rh-positivem Blut so viele

_____

_____

_____

_____

_____

_____

_____

_____

Antikörper aus, daß es zur Gerinnung (= *Agglutination*) oder Auflösung (= *Hämolyse*) der Rh-positiven Erythrozyten kommen kann.
Zur Feststellung des Rhesusfaktors wird das Testserum Anti-D benutzt.

Rhesusfaktor	Erythrozyteneigenschaft
positiv	- agglutinable Substanz Rh bzw. D
negativ	- keine agglutinable Substanz

Blutgruppentests vor einer Bluttransfusion
Bestimmung der Blutgruppe
- Bestimmung der A-B-O-Gruppe
- Bestimmung des Rh-Faktors
Kreuzprobe
- serologische Verträglichkeitsprobe
  zwischen Spender- und Empfängerblut
Major-Test
- Prüfung der Verträglichkeit von
  Empfängerserum und Spendererythro-
  zyten
Minor-Test
- Prüfung der Verträglichkeit von
  Empfängererythrozyten und Spender-
  se
  rum
Blutgruppen-bedside-Test
- Dokumentationskarte zum
  Blutgruppen-Nachweis von
  Spender- und Empfängerblut
  (A-B-O-System)
- Dokumentation erfolgt unmittel-
  bar vor der Transfusion am Bett

Blutgruppenbestimmung
(Abb. 74)

3.5. Blutgerinnung

Die Blutgerinnung dient der Blutstillung bei Gefäßverletzungen.
Die Blutgerinnung ist ein komplexer, in Phasen ablaufender Vorgang, der durch physiologische und pathologische Vorgänge ausgelöst wird. Die Gerinnungsfaktoren (hier sind nur die wichtigsten erwähnt) werden überwiegend als Vorstufen von Gerinnungsstoffen in der Leber gebildet und sind "auf Abruf" im Blutplasma bereit.
Bei der Blutgerinnung kann man folgende Phasen beobachten:

Vorläufige Blutstillung
- Gefäßkontraktion durch Freisetzen von gefäßaktiven Hormonen
  (Adrenalin, Noradrenalin)
- Bildung eines Thrombozytenpfropfes an der Stelle der Gefäßverletzung

Endgültige Blutstillung
Vorphase
- Bildung der *Gewebsthrombokinase* bei Gefäßverletzungen
  (Blutgerinnung in Sekunden)
- Bildung der *Plasmathrombokinase* durch Zerstörung der Thrombozyten
  bei Gefäßerkrankungen (Blutgerinnung in Minuten)
1. Phase (fermentative Phase)
- Aktivierung des in der Leber gebildeten Gerinnungseiweißes *Prothrombin*
  zu *Thrombin* (durch die Gewebs- oder Plasmathrombokinase)
2. Phase (Koagulationsphase)
- Ausfällung des löslichen *Fibrinogens* in das unlösliche *Fibrin* durch das
  Ferment *Thrombin*
3. Phase (Retraktionsphase)
- Stabilisierung des Blutkuchens durch Zusammenziehen der *Fibrinfäden*

Einfaches Gerinnungsschema

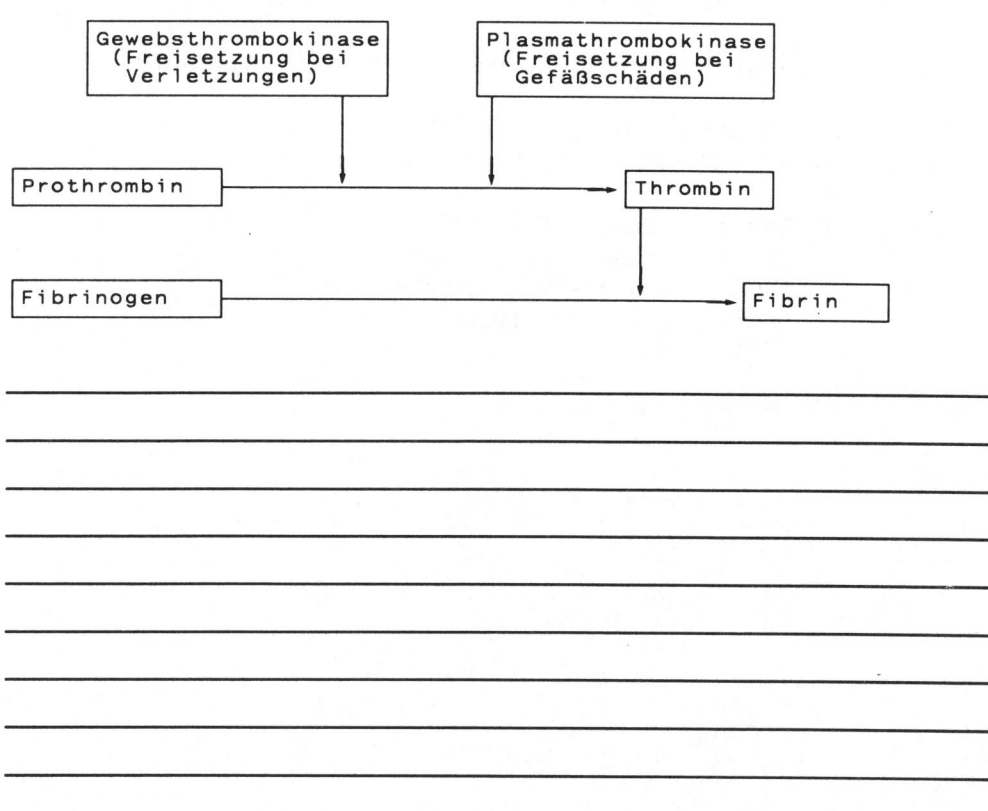

_____

_____

_____

_____

_____

_____

_____

_____

_____

3.6. Herz (= *Cor*)

Allgemeines

Das Herz ist der am stärksten belastete Muskel unseres Körpers. Er wird deshalb sehr gut mit Blut versorgt. Ca. 5-10% des Blutstromes im Körperkreislauf werden für die Herzversorgung abgezweigt und durchfließen die Herzkranzgefäße.

Der Herzmuskel besteht aus quergestreiften Muskelzellen, die aber nicht miteinander verschmolzen, sondern durch sog. Glanzstreifen getrennt sind.

Der Herzmuskel hat die Fähigkeit zur eigenständigen rhythmischen Tätigkeit (= *Kontraktion*). Die Erregungen, die zur Herzkontraktion führen, entstehen im Reizbildungszentrum des Herzens.

Das Herz hat als Hohlmuskel die Aufgabe, das Blut aus dem großen Kreislauf in den kleinen Kreislauf und das Blut aus dem kleinen Kreislauf in den großen Kreislauf zu pumpen.

Das Herz gehört zum Kreislaufsystem und übernimmt dort die Aufgabe des Motors oder der Antriebspumpe. Die Arterien als Verteilersystem bringen das Blut vom Herzen in den Körper und in die Lunge, während die Venen das Blut aus dem Körper und aus der Lunge zum Herzen zurückbringen.

Die **Größe** des Herzens entspricht etwa der Faustgröße des betreffenden Menschen

Lage des Herzens

- das Herz liegt hinter dem Brustbein im Mittelfellraum (= *Mediastinum*) vor der Burstwirbelsäule, Aorta, Speiseröhre und Luftröhre
- 2/3 des Herzens liegen auf der linken, 1/3 auf der rechten Seite des Mittelfellraumes
- die Längsachse des Herzens verläuft von oben hinten rechts nach unten vorne links
- die Herzspitze befindet ich in Höhe des 5. Zwischenrippenraumes

Mittelfellraum (= *Mediastinum*)

- sagittaler Bindegewebssack zwischen den beiden Lungen

- <u>Begrenzung</u>:
hinten	=	Brustwirbelsäule
vorne	=	Brustbein (= *Sternum*)
unten	=	Zwerchfell (= *Diaphragma*)
oben	=	Halsmuskulatur

_____

_____

_____

_____

_____

_____

_____

_____

_____

Aufbau des Herzens

Herzwand
Die Herzwand besteht aus drei Schichten.

1. Herzinnenhaut (= *Endokard*)
Das Innere der Herzräume ist durch ein einschichtiges Plattenepithel ausgekleidet, welches die inneren Oberflächen des Herzens glatt überzieht, so daß dem Blut keine Strömungsbehinderung oder gar eine Gerinnungsmöglichkeit gegeben wird.
Auch die Taschen- und Segelklappen des Herzens werden von der Herzinnenhaut gebildet.

2. Herzmuskelschicht (= *Myokard*)
Die Muskelschicht des Herzens besteht aus quergestreifter, unwillkürlicher Herzmuskulatur. Die Muskelwand der Vorhöfe ist dünn, während die Muskelwand der Kammern erheblich dicker ist, ganz besonders erkennbar in der linken Kammer, die den Körperkreislauf zu bewältigen hat.
In der Herzmuskulatur liegen die Reizbildungs- und Reizleitungssysteme des Herzens.
Die **Ernährung** bzw. Entschlackung des Herzmuskels erfolgt durch die **Herzkranzgefäße** (= *Koronargefäße*), die aus der Körperschlagader entspringen.

3. Herzoberfläche
Herzaußenhaut (= Epikard)
Außen ist das Herz von einer Bindegewebsschicht bedeckt, in die auch Fett eingelagert ist, um Unebenheiten der Herzform auszugleichen.

Herzbeutel (= Perikard)
Das Herz wird umschlossen vom Herzbeutel, der mit etwas Flüssigkeit gefüllt ist, so daß sich das Herz während seiner Bewegungen nicht an den umgebenden Organen reiben kann. Außerdem wird das Herz durch das Perikard im Mittelfellraum fixiert.

Herzkranzgefäße

(Abb. 75)

 1 obere Hohlvene
 2 untere Hohlvene
 3 Lungenvene
 4 Lungenarterie
 5 Aorta
 6 vordere Herzkranzarterie
 7 hintere Herzkranzarterie
 8 Herzkranzvene

Herzhöhlen

Das Herz wird durch die **Herzscheidewand** (= *Septum*) in eine rechte und eine linke Herzhälfte geteilt.
Durch die Segelklappen wird jede Herzhäfte nochmals in einen Herzvorhof und eine Herzkammer unterteilt.
rechter Herzvorhof (= *Atrium dextrum*)
- sammelt das Blut aus dem großen Kreislauf
- eintretende Blutgefäße: obere Hohlvene und untere Hohlvene
  (sauerstoffarmes Blut)
rechte Herzkammer (= *Ventriculus dexter*)
- pumpt das Blut in den Lungenkreislauf
- austretende Blutgefäße: Hauptstamm der Lungenarterie
  (sauerstoffarmes Blut)
linker Herzvorhof (= *Atrium sinistrum*)
- sammelt das Blut aus den Lungen
- eintretende Blutgefäße: je zwei Lungenvenen aus dem rechten und linken
  Lungenflügel (sauerstoffreiches Blut)
linke Herzkammer (= *Ventriculus sinister*)
- pumpt das Blut in den großen Blutkreislauf
- austretende Blutgefäße: Körperschlagader (= *Aorta*)
  (sauerstoffreiches Blut)

Herzklappen

Herzklappen sind Ventile, die dem Blut eine bestimmte Fließrichtung aufzwingen. Zwischen den Herzvorhöfen und Herzkammern liegen die Segelklappen (= *Vorhofkammerklappen / Atrioventrikularklappen*). Zwischen den Herzkammern und Arterien liegen die Taschenklappen (= *Semilunarklappen*).
dreizipflige Segelklappe (*Valva tricuspidalis*)
- Vorhof-Kammer-Klappe
- liegt zwischen dem rechten Herzvorhof und der rechten Herzkammer
- verhindert den Rückfluß des Blutes aus der rechten Herzkammer in den rechten Herzvorhof
zweizipflige Segelklappe (*Valva mitralis*)
- Vorhof-Kammer-Klappe
- liegt zwischen dem linken Herzvorhof und der linken Herzkammer
- verhindert den Rückfluß des Blutes aus der linken Herzkammer in den linken Herzvorhof
Pulmonalklappe (*Valva trunci pulmonalis*)
- Taschenklappe

- liegt zwischen der rechten Herzkammer und dem Stamm (= *trunci*) der
  Lungenarterie
- verhindert den Rückfluß des Blutes aus der Lungenarterie in die rechte
  Herzkammer

Aortenklappe (*Valva aortae*)
- Taschenklappe
- liegt zwischen der linken Herzkammer und der Körperschlagader (= *Aorta*)

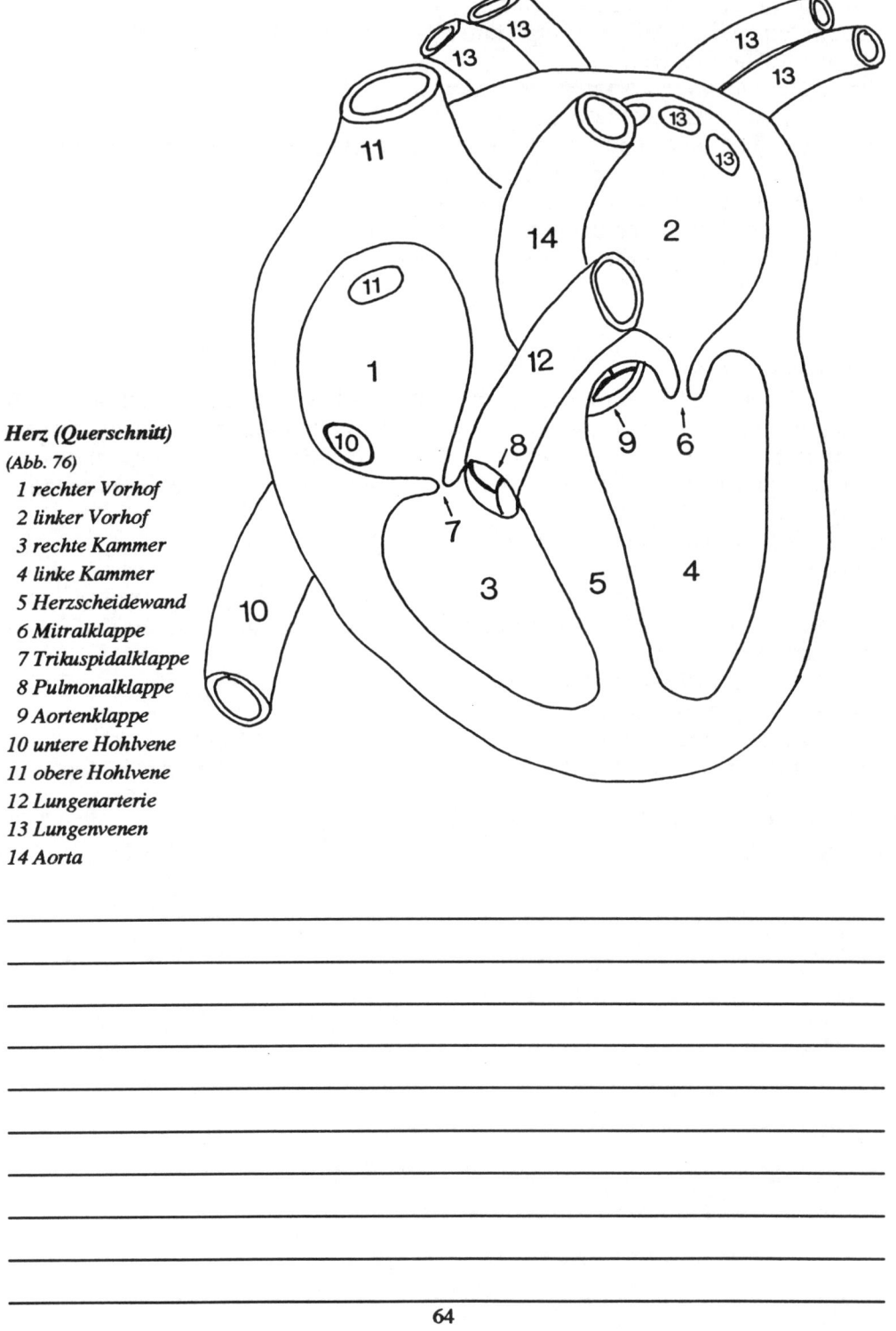

Herz (Querschnitt)
(Abb. 76)

   1 rechter Vorhof
   2 linker Vorhof
   3 rechte Kammer
   4 linke Kammer
   5 Herzscheidewand
   6 Mitralklappe
   7 Trikuspidalklappe
   8 Pulmonalklappe
   9 Aortenklappe
10 untere Hohlvene
11 obere Hohlvene
12 Lungenarterie
13 Lungenvenen
14 Aorta

Reizbildungs- und Reizleitungssystem

Die quergestreiften Muskelzellen des Herzens besitzen ein eigenständiges (= *autonomes*) Reizbildungs- und Reizleitungssystem, welches die elektrischen Impulse zur Erregung des Herzens eigenständig bildet und weiterleitet (= *Automatie des Herzens*).

Das Reizleitungssystem kann jedoch durch vegetative Herznerven beeinflußt werden. So bewirkt z.B. eine Reizung des Vagus (= *parasympathischer Herznerv*) eine Verlangsamung der Herzschlagfolge (= *Bradykardie*) und eine Reizung des Sympathikus (= *Gegenspieler des Vagus*) eine Beschleunigung der Herzschlagfolge (= *Tachykardie*).

1. Sinusknoten
- Schrittmacher des Herzens
- liegt in der rechten Vorhofmuskulatur
- Eigenrhythmus von 60-80 Impulsen pro Minute
- Reize werden unmittelbar auf die Arbeitsmuskulatur der Vorhöfe übertragen und zum AV-Knoten weitergeleitet

2. AV-Knoten (Atrioventrikularknoten)
- liegt in der Wandung zwischen Vorhöfen und Kammern
- überträgt die Sinusimpulse mit Verzögerung auf das His-Bündel
- bei Ausfall des Sinusknotens übernimmt der AV-Knoten die Impulsbildung mit einer Frequenz von 30 - 50 /min.

3. His-Bündel
- leitet die Reize des AV-Knotens weiter zum rechten und linken Tawaraschenkel

4. linker und rechter Tawaraschenkel
- leiten die Reize weiter zu den Purkinje-Fasern

5. Purkinje-Fasern
- enden im Myokard der Kammern und lösen die Kontraktion (= *Systole*) der Herzkammern aus

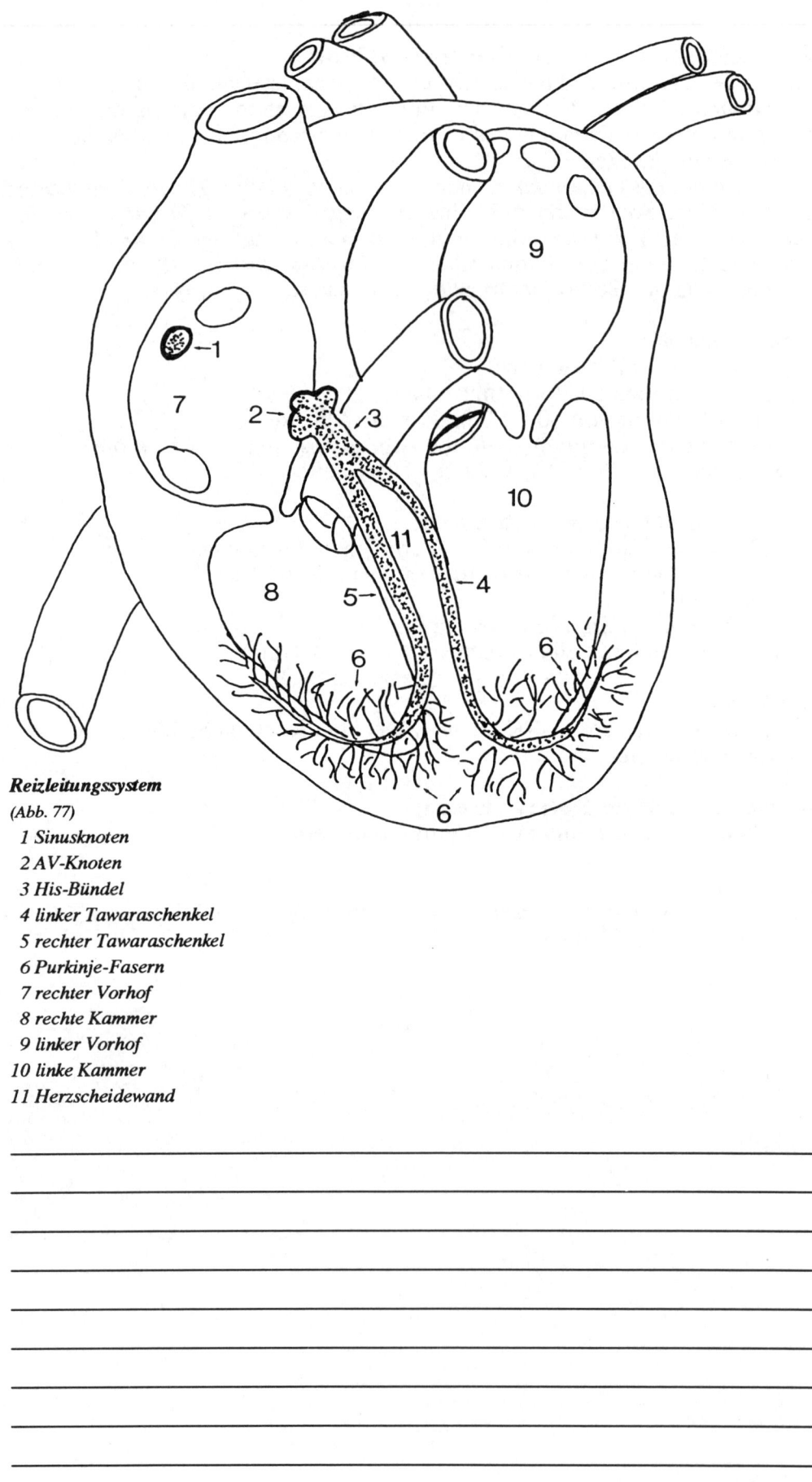

Reizleitungssystem
(Abb. 77)

  1 *Sinusknoten*
  2 *AV-Knoten*
  3 *His-Bündel*
  4 *linker Tawaraschenkel*
  5 *rechter Tawaraschenkel*
  6 *Purkinje-Fasern*
  7 *rechter Vorhof*
  8 *rechte Kammer*
  9 *linker Vorhof*
10 *linke Kammer*
11 *Herzscheidewand*

EKG (= *Elektrokardiogramm*)

Die Aufzeichnung, der bei der Herztätigkeit entstehenden elektrischen Erregungen, nennen wir EKG.

Die elektrischen Erregungen des Herzens breiten sich durch den ganzen Körper aus und lassen sich außer über dem Herzen (= *Brustwandableitungen*) auch an Armen und Beinen nachweisen (= *Extremitätenableitungen*).

Die verschiedenen Zacken des EKG's wurden mit den Buchstaben P, Q, R, S und T gekennzeichnet. Die P-Zacke entspricht der Vorhofsystole während die Q, R und S -Zacke die Kammersystole anzeigt.

Die Aufzeichnung der Herzaktionen ergibt bei einem gesunden Menschen nachfolgendes Bild:

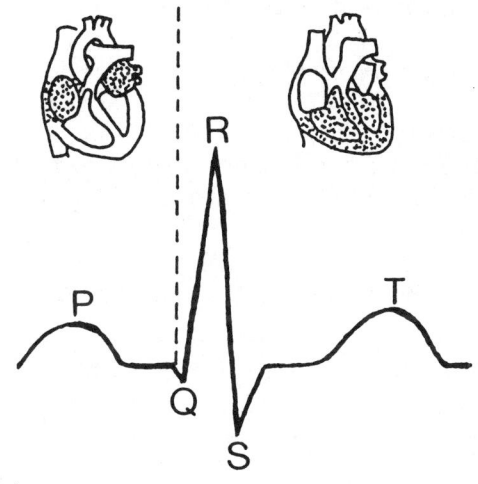

Elektrokardiogramm

(Abb. 78)

Vorhofteil:

P-Welle = Erregungsausbreitung in beiden Vorhöfen

PQ-Strecke:

von Ende "P" bis Anfang "Q" = Beginn der Erregungsrückbildung in den Vorhöfen

Kammerteil:

QRS-Komplex:

von "Q"-Beginn bis "S"-Ende = Erregungsausbreitung in beiden Kammerteilen

ST-Strecke und T-Welle = entspricht der vollen Erregung und anschließend der
Erregungsrückbildung in den Kammern

Physiologie des Herzens

Der regelmäßige Blutfluß im Herzen wird durch die Kontraktion (= *Systole*) und Erschlaffung (= *Diastole*) der Herzmuskulatur gewährleistet.

Systole der Herzkammermuskulatur

Anspannungszeit
- 1. Phase der Systole
- Zeitraum der Kontraktion der Kammermuskulatur bis zur Öffnung der Taschenklappen (Semilunarklappen)

Austreibungszeit
- 2. Phase der Systole
- Zusammenziehung der Kammermuskulatur bis zum Verschluß der Taschenklappen (Semilunarklappen)

Diastole der Herzkammermuskulatur

Entspannungszeit
- 1. Phase der Diastole
- Zeitraum vom Schluß der Taschenklappen bis zur Öffnung der Vorhofkammerklappen (Atrioventrikularklappen)

Füllungszeit
- 2. Phase der Diastole
- Zeitraum, in der die Vorhofkammerklappen geöffnet sind

Merke:	**Systole**	= Phase der Kontraktion der Herzmuskulatur
	Diastole	= Phase der Erschlaffung der Herzmuskulatur

Gesteuert durch das Reizbildungs- und Reizleitungssystem des Herzens, kontrahieren jeweils im Wechsel die beiden Kammern und die beiden Vorhöfe.

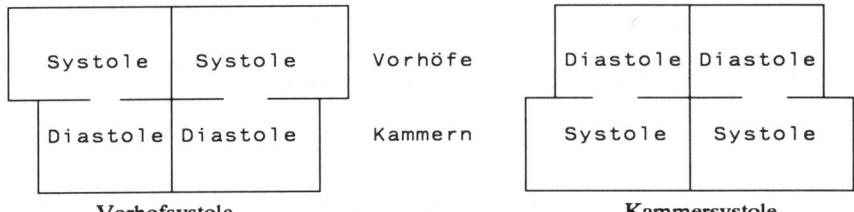

Bei jedem Herzschlag werden bei einem Erwachsenen ca. 80 ml Blut in den Körper gepumpt (= *Herzschlagvolumen*).

_____

_____

_____

_____

_____

_____

_____

_____

3.7. Blutgefäße

Allgemeines

Wir bezeichnen die Blutgefäße, die das Blut vom Herzen in das Gewebe transportieren als Schlagadern (= *Arterien*). Die Arterien werden in kleinere Arterien (= *Arteriolen*) aufgeästelt. Die Arteriolen laufen in feine Haargefäße (= *Kapillaren*) aus. Durch das wieder Zusammenfließen der Kapillaren entstehen kleine Venen (= *Venolen*). Die Venolen vereinigen sich zu größeren Blutadern (= *Venen*). Die Venen bringen das Blut aus der Peripherie des Körpers zu den großen herznahen Venen (= *Hohlvenen*).

Merke:

Arterien = bringen das Blut vom Herzen in den Körper (= *sauerstoffreich*)
bringen das Blut vom Herzen in die Lunge (= *sauerstoffarm*)

Kapillaren = ermöglichen durch ihre halbdurchlässige Gefäßwand den Stoff- und Gasaustausch zwischen Blut und Zellen

Venen = bringen das Blut vom Körper zum Herzen (= *sauerstoffarm*)
bringen das Blut von der Lunge zum Herzen (= *sauerstoffreich*)

Arterien / Arteriolen

Arterien (= *große Schlagadern*) leiten das durch die Kammersystole ausgeworfene Blut mit einer Pulsationswelle in den Körper bzw. in die Lungen.
Arteriolen (= *kleine Schlagadern*) liegen zwischen den Arterien und Kapillaren und verteilen das arterielle Blut im Gewebe.
Die herznahen Arterien besitzen eine besonders dicke elastische Gefäßwand, damit sie den Druck der vom Herzen kommenden Pulsationswelle auffangen und verteilen können (= *Windkesselfunktion*).

Wandbau der Arterien

Die Wand der Arterien besteht aus drei Schichten:
innere Schicht (= *Intima*)
- innere Auskleidung mit einschichtigem Plattenepithel (= *Endothel*)
- sorgen für eine glatte Gefäßinnenfläche zum Schutz der Blutkörperchen
mittlere Schicht (= *Media*)
- besteht aus glatter Muskulatur mit elastischen Fasern

_____

_____

_____

_____

_____

_____

_____

_____

_____

- dient dem Transport des Blutes (= *Pulsationswelle*)
- reguliert den Gefäßinnendruck durch Eng- oder Weitstellung und kann
  somit die Durchblutung bestimmter Körperregionen regulieren

äußere Schicht (= *Adventitia*)
- besteht aus einer Bindegewebsschicht, die die Arterien mit der Umgebung
  verbindet
- enthält bei größeren Arterien Kapillargefäße zur Ernährung der Muskelschicht

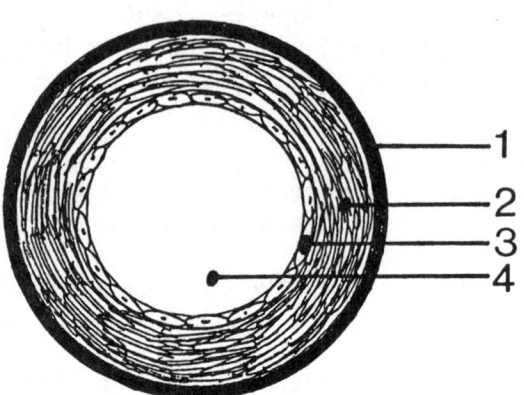

Querschnitt durch eine Arterie

(Abb. 79)

1 äußere Bindegewebsschicht (Adventitia)

2 mittlere Muskelschicht (Media)

3 innere Endothelschicht (Intima)

4 Gefäßlichtung (innerer Hohlraum)

Kapillaren

Die Kapillaren (= *Haargefäße*) sind die feinsten Gefäße und verbinden die
kleinen Arterien (= *Arteriolen*) mit den kleinen Venen (= *Venolen*).

Durch die Wände der Kapillaren findet der Stoffaustausch mit dem Gewebe
statt.

Die **Kapillargefäße des Lungenkreislaufes** (= *kleiner Kreislauf*) umschlingen die
Lungenbläschen (= *Alveolen*). Zwischen den Lungenbläschen und den Lungenkapillaren findet der Gasaustausch statt.

Gasaustausch in der Lunge = Sauerstoff diffundiert (= *eindringen*) von den
       Lungenbläschen zum Hämoglobin der Erythrozyten im Kapillargefäß
       und Kohlendioxid diffundiert von den Kapillargefäßen in die Lun-
       genbläschen und wird dann ausgeatmet.

Die **Kapillargefäße des Körperkreislaufes** (= *großer Kreislauf*) verzweigen sich
im Gewebe des Körpers. Zwischen den Körperzellen und den Kapillargefäßen des Körpers findet ein Gas- und Nährstoffaustausch statt.

Gas- und Nährstoffaustausch im Gewebe = Sauerstoff, Nährstoffe, Vitami-
       ne, Wasser, Mineralien usw. werden von den Kapillaren an das Ge-
       webe abgegeben und Kohlendioxid und Schlackenstoffe werden von
       den Kapillargefäßen aus dem Gewebe aufgenommen.

Wandbau der Kapillaren

Die Wand der Kapillaren besteht aus einer einschichtigen dünnen Epithel-schicht (= *Endothel*). Sie ermöglicht den Austausch von Flüssigkeiten, Nährstoffen, Mineralien, Farbstoffen, Hormonen, weißen Blutkörperchen usw. durch die Gefäßwand.

Kapillarnetz

(Abb. 80)

1 Arterie

2 Arteriole

3 Kapillarnetz

4 Austauschgebiet

5 Venole

6 Vene

Venolen / Venen

Die **Venolen** (= *kleine Blutadern*) liegen zwischen den Kapillaren und den Venen und sammeln das Blut aus den Kapillargefäßen.

Die **Venen** (= große Blutadern und Hohlvenen) transportieren das Blut aus der Lunge bzw. aus dem großen Kreislauf zu den Herzvorhöfen.

Die Gefäßwände der Venen sind undurchlässig. Die meisten Venen besitzen Venenklappen, die ähnlich den Taschenklappen im Herzen gebaut sind. Sie verhindern das Zurückfließen des Blutes. Die großen herznahen Venen besitzen keine Klappen mehr (= *Hohlvenen*). Aus ihnen wird das Blut durch die Saugwirkung des Herzens angesogen.

Wandbau der Venen

Die Wand der Venen besteht aus drei Schichten:

innere Schicht (= *Intima*)

- innere Auskleidung mit einschichtigem Plattenepithel (= *Endothel*)
- sorgen für eine glatte Gefäßinnenfläche zum Schutz der Blutkörperchen

mittlere Schicht (= *Media*)

- besteht aus einer dünnen Schicht glatter Muskulatur mit einzelnen elastischen Fasern

äußere Schicht (= *Adventitia*)

- besteht aus einer Bindegewebsschicht, die die Venen mit der Umgebung verbindet

Venen besitzen im Unterschied zu den Arterien Venenklappen.

Venenklappen
- sind aufgebaut aus dem Endothel der Gefäßinnenhaut
- verhindern als Taschenklappen das Zurückfließen des Blutes
- ermöglichen den Rückfluß des venösen Blutes

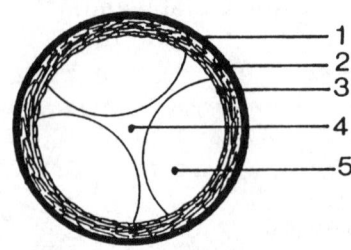

Querschnitt durch eine Vene

(Abb. 81)

1 äußere Bindegewebsschicht (Adventitia)

2 mittlere Muskelschicht (Media)

3 innere Endothelschicht (Intima)

4 Gefäßlichtung (innerer Hohlraum)

5 Venenklappe

Der Rückfluß des venösen Blutes wird durch folgende Faktoren ermöglicht:
1. Kontraktion der Skelettmuskulatur (= Muskel-Venen-Pumpe)
2. Pulsationswellen naheliegender Arterien (= Arterien-Venen-Pumpe)
3. Funktion der Venenklappen (= verhindert das Zurückfließen des Blutes)
4. Saugkräfte des Herzens (= Diastole des rechten Herzvorhofes)
5. Saugkräfte des Brustkorbs (= Unterdruck während der Einatmung)

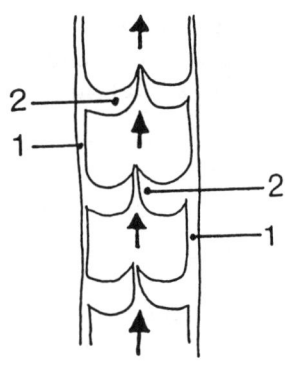 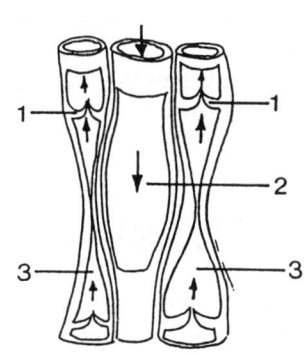 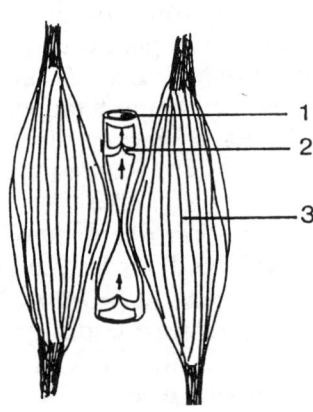

Vene mit Venenklappen

(Abb. 82)

1 Venenwand

2 Venenklappen (Taschenklappen)

Arterien-Venen-Pumpe

(Abb. 83)

1 Venenklappen

2 Arterie

3 Vene

Muskel-Venen-Pumpe

(Abb. 84)

1 Vene

2 Venenklappe

3 Muskelbauch

3.8. Blutkreislauf

Körperkreislauf - Lungenkreislauf

Lungenkreislauf (= *kleiner Kreislauf*) = rechte Herzkammer bis linker Herzvorhof
Körperkreislauf (= *großer Kreislauf*) = linke Herzkammer bis rechter Herzvorhof

rechter Herzvorhof
⇓
dreizipflige Segelklappe
⇓
rechte Herzkammer
⇓
Pulmonalklappe
⇓
Lungenarterie
⇓
Lunge
⇓
Lungenvene
⇓
linker Herzvorhof
⇓
zweizipflige Segelklappe
⇓
linke Herzkammer
⇓
Aortenklappe
⇓
Aorta
⇓
Körper
⇓
untere und obere Hohlvene
⇓
rechter Herzvorhof

_____
_____
_____
_____
_____
_____
_____
_____
_____

Kreislauf (schematisch)

(Abb. 85)

1 linke Herzkammer
2 Aorta
3 Arterien für die
   oberen Extremitäten
   und den Kopf
4 Nierenarterie
5 Niere
5a Nierenvene
6 Bauchhöhlenarterie
7 Leberarterie
8 Arterie für das
   kleine Becken und
   die unteren Extremitäten
9 Magen, Darm
10 Pfortader
11 Leber
12 Lebervene
13 Venen aus den unteren
   Extremitäten, dem kleinen
   Becken und allen Bauchorganen
   münden in die untere Hohlvene
14 Venen aus dem Kopf und
   den oberen Extremitäten münden
   in die obere Hohlvene
15 rechter Herzvorhof
16 rechte Herzkammer
17 Lungenarterie
18 Lunge
19 Lungenvene
20 linker Herzvorhof

Körperkreislauf (arteriell)

(Abb. 86)

1 Schläfenarterie
   A. temporalis
2 Halsarterie
   A. carotis communis
3 Aortenbogen
   Arcus aortae
4 Unterschlüsselbeinarterie
   A. subclavia
5 Oberarmarterie
   A. brachialis
6 Ellenarterie
   A. ulnaris
7 Speichenarterie
   A. radialis
8 absteigende Aorta
   Aorta descendens
9 Nierenarterie
   A. renalis
10 gemeinsame Hüftarterie
   A. iliaca communis
11 innere Hüftarterie
   A. iliaca interna
12 äußere Hüftarterie
   A. iliaca externa
13 Oberschenkelarterie
   A. femoralis
14 Kniekehlenarterie
   A. poplitea
15 Fußrückenarterie
   A. dorsalis pedis

Kollateralkreislauf (= *Umgehungskreislauf*)

Im Körper, mit Ausnahme von Herz, Lunge und Nieren, gibt es neben den normalen Gefäßverbindungen (Arterie → Arteriole → Kapillargefäß → Venole → Vene) sogenannte Kollaterale (= *Nebenwege, Querverbindungen*), über die das Blut bei Verlegung der Hauptwege die Blutversorgung gewährleisten kann.
In den Organen, in denen es keine Umwegmöglichkeiten gibt, sprechen wir von Endarterien.

Pfortadersystem

Normalerweise transportieren die Venen das Blut von den Kapillargefäßen auf direktem Wege über die untere oder obere Hohlvene zum Herzen.
Die von den nicht paarig angelegten Bauchorganen (Milz, Bauchspeicheldrüse, Magen, Dünndarm und Dickdarm) wegziehenden Venen vereinigen sich zu einer großen Vene (= *Pfortader*). Diese transportiert das nährstoffreiche Blut (Glukose, Aminosäuren) nicht zum Herzen, sondern zur Leber (zur weiteren Verstoffwechselung der Nährstoffe). In der Leber vermischt sich das Pfortaderblut mit dem Blut der Leberarterie und gelangt dann über die Lebervene zur unteren Hohlvene und weiter zum Herzen.

Kreislauf des ungeborenen Kindes (= *Fetalkreislauf*)

Lunge, Leber und Darm des ungeborenen Kindes sind noch nicht voll funktionsfähig. Die Versorgung mit allen lebensnotwendigen Stoffen findet über die Nabelschnur statt. Zur besseren Verteilung von Sauerstoff und Nährstoffen im kindlichen Organismus und zur Entlastung der kindlichen Lunge besitzt das ungeborene Kind (= *der Fetus*) einen besonderen Kreislauf = **Fetalkreislauf:**

Ductus venosus =	Verbindung zwischen Nabelvene und unterer Hohlvene; führt sauerstoffreiches Blut aus der Nabelvene zur unteren Hohlvene
Foramen ovale =	Loch in der Herzscheidewand (zwischen rechtem Vorhof und linkem Vorhof); leitet das von der unteren Hohlvene kommende Mischblut, unter Umgehung des Lungenkreislaufes, direkt dem großen Kreislauf zu

Ductus Botalli =	Verbindung zwischen Lungenarterie und Aorta; dient ebenfalls der Umgehung des Lungenkreislaufes

In dem Bereich, in dem sich die befruchtete Eizelle in die Gebärmutterschleimhaut einnistet, entsteht ein eigenes Organ, der **Mutterkuchen** *(= Plazenta)*.
Ab dem 21. Entwicklungstag beginnt das kindliche Herz zu schlagen und es entsteht ein eigenes Herz-Kreislaufsystem. Die Beweglichkeit des heranwachsenden Kindes im Mutterleib wird durch die Nabelschnur gewährleistet, die den Mutterkuchen und das Kind als Versorgungsleitung verbindet.

Nabelschnur

- zwei Nabelarterien =	bringen sauerstoffreiches und schlackenreiches Blut aus den inneren Hüftarterien des Kindes durch die Nabelschnur zur Plazenta
- eine Nabelvene =	führt das in der Plazenta mit Sauerstoff und Nährstoffen angereicherte Blut aus der Plazenta durch die Nabelschnur zur kindlichen Leber

Mutterkuchen *(= Plazenta)*
Die Plazenta dient dem Gas-, Nährstoff-, Schlacken-, Mineral- und Flüssigkeitsaustausch zwischen mütterlichem und kindlichem Blut.

3.9. Puls

Allgemeines
Der Puls ist eine fühlbare rhythmische Dehnung der Arterienwand. Sie wird
hervorgerufen durch die Systole der linken Herzkammer.

Pulsfrequenz
- Anzahl der Pulsschläge pro Minute
- abhängig von Alter, Konstitution, Ernährung, psychischer Verfassung,
  Genuß von Koffein oder Alkohol, Einnahme von Medikamenten (Schlaf-
  mittel, Beruhigungsmittel, AV-Blocker, Digitalispräparate)
- schneller Puls = Tachykardie
- langsamer Puls = Bradykardie
- **Normalwerte** (beim ruhenden Menschen):

Neugeborene	~	140/Minute
2 Jahre	~	120/Minute
4 Jahre	~	100/Minute
10 Jahr	~	90/Minute
14 Jahr	~	85/Minute
Männer	~	72/Minute
Frauen	~	75/Minute
Senioren	~	82/Minute

Pulsrhythmus
- Pulsschlagfolge (Zeitabstände) normalerweise rhythmisch / gleichmäßig
- unregelmäßiger Puls = Arrhythmie
- vorzeitig einfallender Sonderschlag = Extrasystole

Pulsqualität
- Größe der Pulswelle (Füllungszustand der Arterien)
- Unterdrückbarkeit des Pulses (hart, weich, fadenförmig)

Geeignete Arterien zur Pulskontrolle:

Unterarmarterie / Speichenarterie (A. radialis)
Schläfenarterie (A. temporalis)
Halsschlagader (A. carotis)
Fußrückenarterie (A. dorsalis pedis)

3.10. Blutdruck

Allgemeines
- wir unterscheiden einen systolischen und einen diastolischen Blutdruck:

> **Systolischer Blutdruck** ist das Druckmaximum, das während der Austreibungsphase der linken Herzkammer im arteriellen System des Körpers entsteht

> **Diastolischer Blutdruck** ist das Druckmaximum, das während der Erschlaffungs- und Auffüllzeit der linken Herzkammer im arteriellen System des Körpers entsteht

> **Blutdruckamplitude** ist die Differenz zwischen systolischem und diastolischem Blutdruck

- der Blutdruck wird gemessen nach der Methode von Riva-Rocci (**RR**) einem italienischen Kinderarzt, der diese Methode um 1900 entwickelte
- **Hypertonie** = erhöhter Blutdruck
- **Hypotonie** = zu niedriger Blutdruck

Definition
- meßbarer Druck in den Arterien des Körpers, abhängig vom

> **Herzminutenvolumen** (= Herzschlagvolumen x Herzfrequenz)
> **Gesamtblutvolumen** (= Füllungszustand des Gefäßsystems)
> **Gefäßwiderstand** (= Elastizität der Gefäße)
> **Widerstand der Arteriolen und Kapillaren**

- außerdem ist der Blutdruck beeinflußbar durch Anstrengung, Erregung, Coffeinzufuhr, Schlaf

Meßpunkte
- linker Oberarm
- rechter Oberarm

Normalwerte (beim ruhenden Menschen):

Neugeborenes	: zwischen 60 und 80 mmHg systolisch
Säugling	: zwischen 80 und 85 mmHg systolisch
bis 10 Jahre	: zwischen 85 und 100 mmHg systolisch
10 bis 30 Jahre	: RR ~ 120/80 mmHg
30 bis 40 Jahre	: RR ~ 125/85 mmHg
40 bis 60 Jahre	: RR ~ 135/90 mmHg
über 60 Jahre	: RR ~ 150/95 mmHg

4. Lymphsystem

Wesentliche Aufgaben des Lymphsystems
- Abwehrfunktion (Phagozytose durch die Retikulumzellen) der lymphatischen Organe
- Abbau der überalterten Erythrozyten in den lymphatischen Organen
- Abtransport des "Zuviel" an Wassers (= *Lymphe*) aus dem Gewebe durch die Lymphgefäße
- Filterung der Gewebeflüssigkeit (extrazelluläre Flüssigkeit) in den Lymphknoten
- Abwehrreaktion durch Lymphozyten in den lymphatische Organen (z.B. Milz, Rachenmandeln) und in den Lymphknoten
- Resorption von Nährstoffen (Fett und fettähnliche Stoffe) und Weiterleitung über die Darmlymphgefäße (= *Chylusgefäße*)
- Bildungsstätte von Lymphozyten (Lymphknoten und Milz)

Allgemeines
Zum Lymphsystem gehören die Lymphe, die Lymphgefäße, die Lymphknoten und die lymphatischen Organe.

Lymphe
Lymphe wird aus der Gewebeflüssigkeit gebildet und entspricht bis auf einen erheblich geringeren Eiweißgehalt der Blutflüssigkeit.

Lymphgefäße
Lymphgefäße dienen dem Rücktransport der Gewebsflüssigkeit (= *Lymphe*) Die Lymphgefäße beginnen als "blinde" Lymphkapillare im Gewebe und vereinigen sich zu immer größeren Lymphgefäßen, die in regionale Lymphknoten münden. Von den Lymphknoten gehen die Lymphgefäße weiter, bis sie als großer Lymphstamm (= *Milchbrustgang*) in die herznahen Venen münden.
Die Lymphgefäße haben wie die Venen zahlreiche Klappen, die gemeinsam mit dem Druck im Gewebe den Transport der Lymphe gewährleisten.

Lymphknoten
Lymphknoten (= *Lymphonodi*) liegen einzeln oder in Gruppen (regionäre Lymphknotengruppen) in den Bahnen der Lymphgefäße. Die etwa erbsenförmigen Knötchen besitzen mehrere zuführende und ein bis zwei weiterführende Lymphgefäße. Im Inneren der Lymphknoten befindet sich lymphatisches Gewebe zur Filterung der Lymphflüssigkeit.

Lymphgefäßsystem
(Abb. 87)
1 Lymphkapillaren
2 Lymphknoten
3 Lymphgefäß
4 Milchbrustgang

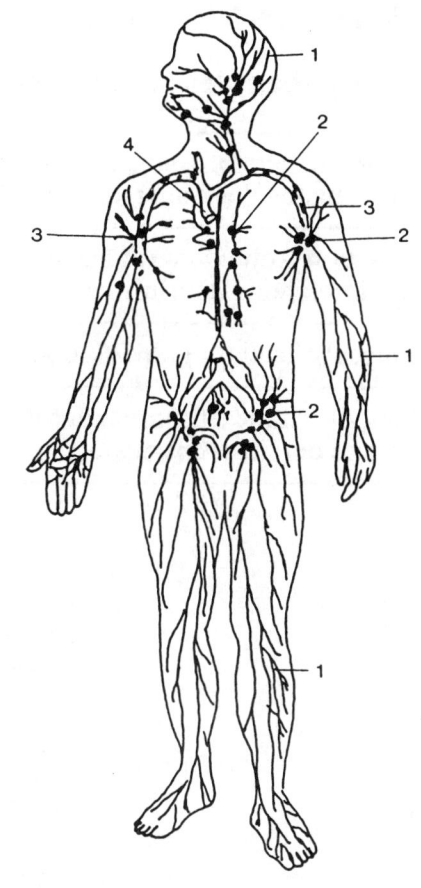

4.1. Milz (= *Lien*)

Die Milz liegt im linken Oberbauch. Sie besteht aus einem weichen, faser-
artigen Gewebe der sogenannten *roten Pulpa*, die aus lymphatischem Gewebe, Bluträumen (= *Milzsinus*) und Retikulumzellen besteht. Das die Milz
durchziehende Bindegewebe, nennen wir *weiße Pulpa*.

4.2. Lymphatische Organe

Zu den lymphatischen Organen gehören neben den Lymphknoten und der
Milz die Thymusdrüse, die Rachenmandeln, der Wurmfortsatz und
Lymphfollikel, die im gesamten Atem- und Verdauungstrakt verstreut sind.
Die lymphatischen Organe bilden Lymphozyten und Monozyten und geben
diese an die Lymphflüssigkeit ab.

_____

_____

_____

_____

_____

_____

_____

_____

5. Atmungssystem

Wesentliche Aufgaben des Atmungssystems

Transport von sauerstoffreicher Atemluft von der Außenluft in die Lunge und Abgabe des Sauerstoffs an das Blut.

Übernahme von Kohlendioxid aus dem Blut und Transport der kohlendioxidreichen Atemluft zur Außenwelt.

Erwärmung, Anfeuchtung und Säuberung der Atemluft.

Tonbildung durch die Stimmbänder im Kehlkopf unter Zuhilfenahme der Ausatmungsluft.

Einteilung
- **obere Atemwege**
  - Nase
  - Rachen
- **untere Atemwege**
  - Kehlkopf
  - Luftröhre
  - Bronchien
  - Bronchiolen
- **Atmungsorgan**
  - Lungenbläschen

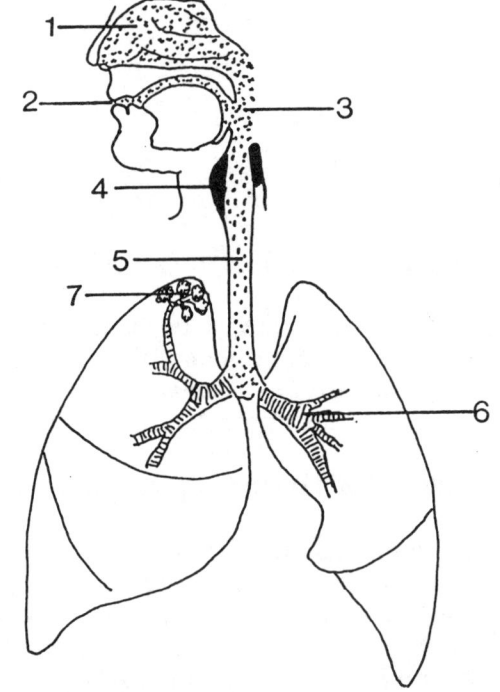

Atemwege
(Abb. 88)
1 Nase
2 Mund
3 Rachen
4 Kehlkopf
5 Luftröhre
6 Bronchien und Bronchiolen
7 Lungengewebe mit Lungenbläschen

5.1. Obere Atemwege

Nase und Nasennebenhöhlen

Die Nase wird durch die Nasenscheidewand in zwei Nasenhöhlen getrennt. In jeder Nasenhöhle wölben sich drei Nasenmuscheln vor. Die Nasenhöhlen sind mit Nasenschleimhaut ausgekleidet. Die Nasenschleimhaut sondert eine Flüssigkeit ab, die die Atemluft anfeuchtet.

Die Nasennebenhöhlen bilden mit den Nasenhöhlen und der Mundhöhle den Resonanzraum, der zur Stimmbildung (Klangfarbe) benötigt wird.

Die Nasennebenhöhlen sind durch feine Gänge mit der Nasenhöhle verbunden.

Nasennebenhöhlen

- Stirnbeinhöhlen
- Keilbeinhöhlen
- vordere Siebbeinzellen
- hintere Siebbeinzellen
- Oberkieferhöhlen

Aufgaben der Nase und der Nasennebenhöhlen:

Erwärmung der Atemluft
- stark durchblutete Nasenschleimhaut (Venengeflecht)

Anfeuchtung der Atemluft
- Sekretion der Becherzellen
- Sekretion der Nasenschleimhautzellen
- Tränenflüssigkeit aus dem Tränennasengang

Säuberung der Atemluft
- Schleimüberzug wirkt als Haftsubstanz für Staubpartikel und Fremdkörper
- Flimmerhaare transportieren Schleim und Staub in Richtung Rachen

Riechfunktion
- Riechzellen in der oberen Nasenmuschel

Resonanzraum für die Stimme
- Nasennebenhöhlen

Rachen (= *Pharynx*)

Der Rachen liegt zwischen der hinteren Nasenöffnung und dem Kehlkopf. Er stellt einen gemeinsamen Raum für die Luft- und Speisewege dar. Der Rachenraum wird eingeteilt in den **oberen Rachenraum** mit Rachenmandeln und Verbindungsgang zur Paukenhöhle der Ohren (= *Ohrtrompete*), den **mittleren Rachenraum** der nach vorne gegen den Mund gerichtet ist und den **unteren Rachenraum** der gegen den Kehlkopf gerichtet ist.

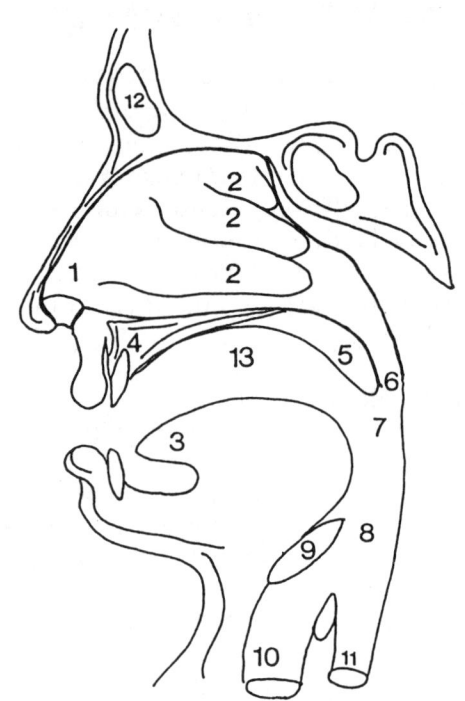

Obere Atemwege

(Abb. 89)

  1 Nasenhöhle

  2 Nasenmuscheln

  3 Zunge

  4 harter Gaumen

  5 weicher Gaumen

  6 oberer Rachenraum

  7 mittlerer Rachenraum

  8 unterer Rachenraum

  9 Kehlkopfdeckel

 10 Luftröhre

 11 Speiseröhre

 12 Stirnhöhle

 13 Mundhöhle

5.2. Untere Atemwege

Kehlkopf (Larynx)

Der Kehlkopf bildet den Eingang zur Luftröhre. Das Kehlkopfskelett besteht aus Ringknorpel, Schildknorpel, Kehldeckelknorpel, den Stimmbändern und den beiden Stellknorpeln.

Aufgaben

- reflektorischer Verschluß der Atemwege (beim Schluckakt und zum Druckaufbau beim Husten)
- Stimmbildung durch die Stimmbänder

Stimmbildung

- Steuerung der Sprachbildung erfolgt durch das motorische Sprachzentrum
- Tonbildung durch die Stimmbänder
- Sprachlautbildung durch Zunge, Lippen, Zähne und Gaumen
- Klangfarbe durch die Resonanzräume (Nasennebenhöhlen, Nasenhöhlen und die Mundhöhle)

Luftröhre (= *Trachea*)

Die Luftröhre beginnt unterhalb des Kehlkopfes und endet mit ihrer Verzweigung in die beiden Stammbronchien. Sie ist ca. 10 - 15 cm lang und liegt vor der Speiseröhre.

16-20 hufeisenförmige Knorpelspangen bilden das Gerüst der Luftröhre und verhindern das Kollabieren der Trachea während der Einatmung.

Die innere Auskleidung mit Flimmerepithel und Becherzellen dienen der Erwärmung, Reinigung und Anfeuchtung der Einatmungsluft.

Bronchien und Bronchialbaum

Die **Bronchien** beginnen an der Teilungsstelle (= *Bifurkation*) der Luftröhre und enden mit ihren Aufästelungen in den Lungenbläschen. Die Bronchien bestehen aus Knorpelspangen, glatter Muskulatur und sind innen mit einem mehrschichtigen Flimmerepithel ausgekleidet.

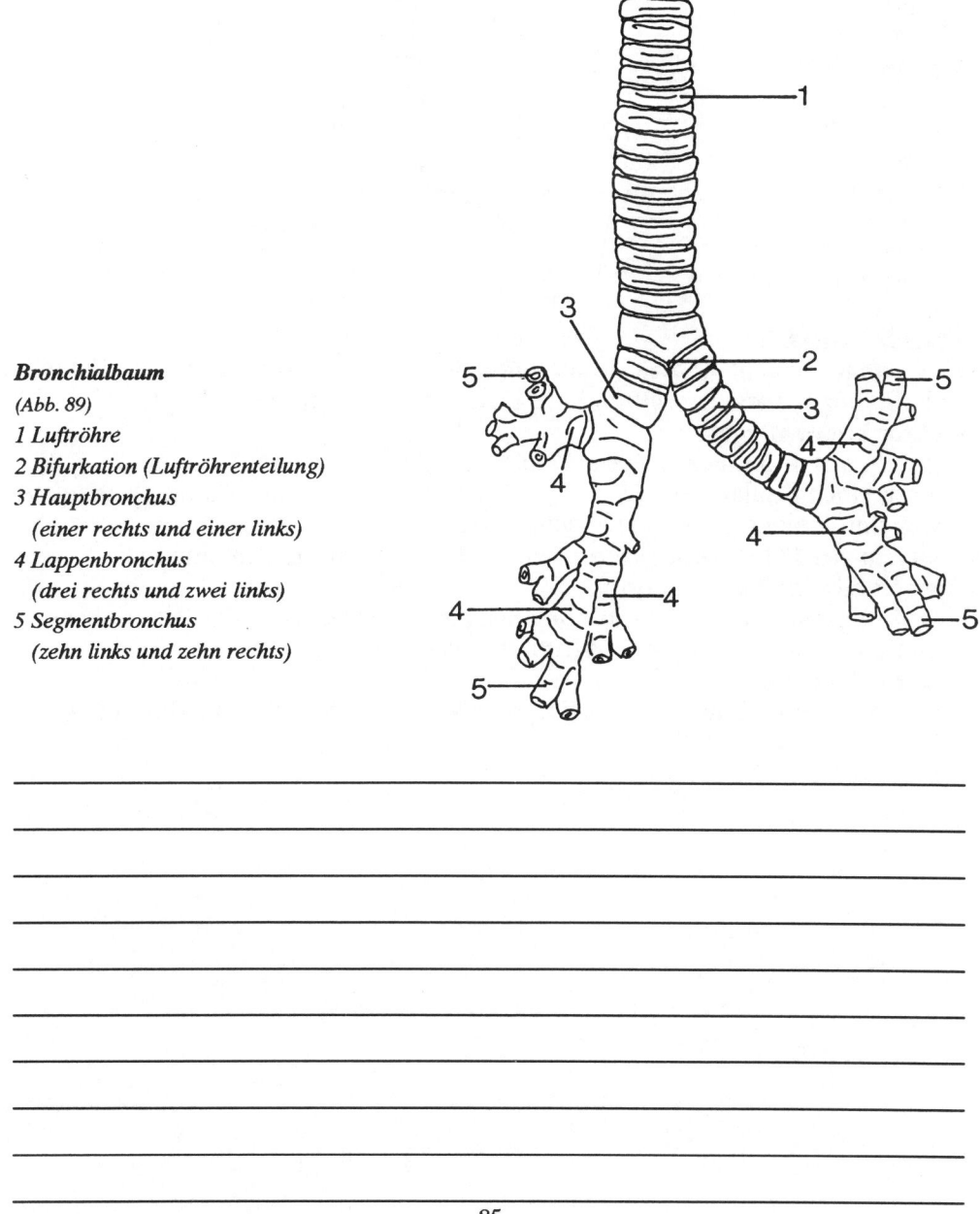

Bronchialbaum

(Abb. 89)

1 Luftröhre

2 Bifurkation (Luftröhrenteilung)

3 Hauptbronchus
  (einer rechts und einer links)

4 Lappenbronchus
  (drei rechts und zwei links)

5 Segmentbronchus
  (zehn links und zehn rechts)

_____

_____

_____

_____

_____

_____

_____

_____

_____

_____

5.3. Lunge (= *Pulmo*)

Die Lunge besteht aus Bronchien und Lungenbläschen (= *Alveolen*). Die Bronchien gehören zu den zuführenden Luftwegen, während die Lungenbläschen dem Gasaustausch dienen.

Lage der Lunge
Die Lungenflügel liegen im Brustkorb (= *Thorax*).

untere Grenze	:	Zwerchfell (= *Diaphragma*)
obere Grenze	:	1. Rippe, Schlüsselbein
äußere Grenze	:	Rippen, Brustbein, Brustwirbelsäule
innere Grenze	:	Mittelfellraum (= *Mediastinum*)

Lunge

(Abb. 91)

1 Luftröhre

2 Hauptbronchus

3 rechter oberer
  Lungenlappen

4 rechter mittlerer
  Lungenlappen

5 rechter unterer
  Lungenlappen

6 linker oberer
  Lungenlappen

7 linker unterer
  Lungenlappen

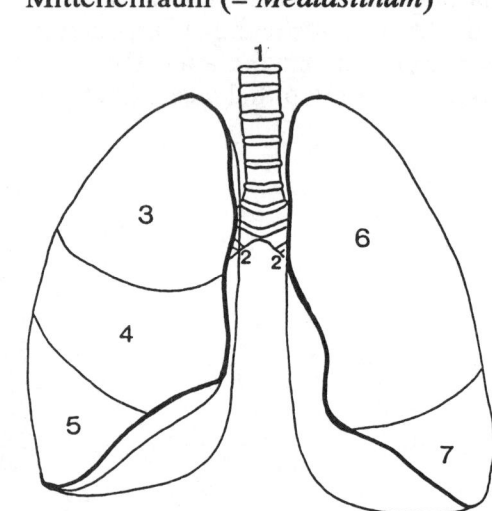

Lungenaufbau
Die Lunge besteht aus **zwei Lungenflügeln**, deren Spitzen über das Schlüsselbein hinaufreichen, während die Basis dem Zwerchfell aufliegt.

rechter Lungenflügel
- besteht aus **drei Lungenlappen** (Oberlappen, Mittellappen, Unterlappen), die durch einen Spalt (= *Interlobärspalt*) getrennt sind; jeder Lungenlappen wird durch einen Lappenbronchus versorgt
- besteht aus **10 Lungensegmenten**; jedes Segment wird durch einen Segmentbronchus versorgt
- die Lungensegmente sind in **Lungenläppchen** (= *Lobuli*) aufgeteilt, die aus mehreren **Lungenbläschen** (= *Alveolen*) bestehen

linker Lungenflügel
- besteht aus **zwei Lungenlappen** (Oberlappen, Unterlappen), die durch einen

_____

_____

_____

_____

_____

_____

_____

_____

_____

Spalt (= *Interlobärspalt*) getrennt sind; jeder Lungenlappen wird durch
einen Lappenbronchus versorgt

- besteht aus **10 Lungensegmenten**; jedes Segment wird durch einen Segmentbronchus versorgt
- die Lungensegmente sind in **Lungenläppchen** (= *Lobuli*) aufgeteilt, die aus
mehreren **Lungenbläschen** (= *Alveolen*) bestehen

Lungenbläschen (= *Alveolen*)
Die Lungenbläschen, als traubenförmige Aussackungen der Lungenläpp-
chen, sind das eigentliche Lungengewebe. Die ca. 400 - 450 Millionen
Lungenbläschen in beiden Lungen haben jeweils einen Durchmesser von ca.
0,2 mm. Ihre Gesamtoberfläche beträgt ca. 100 - 120 m^2. Die Alveolen be-
stehen aus einer Grundschicht (= *Basalmembran*) und kleinen Epithelzellen.
Ferner sind die Lungenbläschen von einem starken Netz von verzweigten
Haargefäßen umgeben.

Lungenläppchen
mit Lungenbläschen
(Abb. 92)

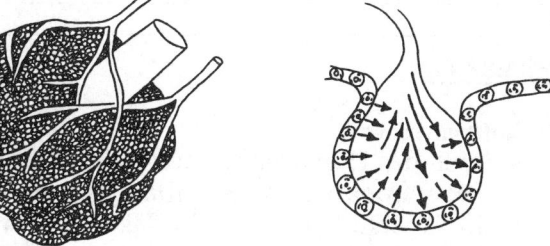

Lungenwurzel (= *Lungenhilus*)
- ist die **Eintrittstelle** für Stammbronchus, Lungenarterien und Nerven
- ist die **Austrittstelle** für Stammbronchus, Lungenvenen, Nerven und
Lymphgefäße

Brustfell (= *Pleura*)
- rechte und linke Lunge stecken in je einem Sack aus einer glatten,
feuchten Haut dem **Lungenfell** (= *Pleura visceralis*), das im Bereich der
Lungenwurzel in das Rippenfell übergeht
- das **Rippenfell** (= *Pleura parietalis*) kleidet die gesamte Innenseite des
Brustkorbes aus und geht im Bereich der Lungenwurzel in das Lungenfell
über
- Lungenfell und Rippenfell = Pleura
- zwischen Lungenfell und Rippenfell ist ein luftdichter, mit seröser
Flüssigkeit angefeuchteter Spalt (= **Pleuraspalt**) in dem ein Unterdruck
herrscht; die seröse Feuchtigkeit verhindert ein Aneinanderreiben der beiden Felle; der Unterdruck bewirkt ein Aneinanderhaften (= *Adhäsion*) von
Lungenfell und Rippenfell
- die **Adhäsionskräfte** im Pleuraspalt verhindern ein Zusammenfallen
(= *kollabieren*) der Lungen und zwingen die Lungen jede Erweiterung des
Brustkorbes nachzuvollziehen (= *Einatmung*)

_____
_____
_____
_____
_____
_____
_____
_____
_____
_____

5.4. Atmung

Die Atmung dient dem Gasaustausch des Blutes. Wir unterscheiden die Äußere-Atmung, den Gastransport und die Innere-Atmung.

Äußere Atmung

- Transport der sauerstoffreichen Atemluft von der Außenwelt in die Lunge
- Abgabe des Sauerstoffs aus der Atemluft an das Blut
- Aufnahme des Kohlendioxids aus dem Blut durch die Lunge
- Transport der kohlendioxidreichen Luft an die Außenwelt

Gastransport

Sauerstofftransport
- durch das Hämoglobin der Erythrozyten nach Diffusion durch die Alveolarepithel und Kapillarendothel
- die Sauerstoffbindung des Hämoglobins ist abhängig vom Sauerstoffpartialdruck, von der Temperatur und dem pH-Wert des Blutes
- die Sauerstofftransportkapazität des Blutes ist abhängig von Erythrozytenzahl und Herzminutenvolumen

Kohlendioxidtransport
- erfolgt überwiegend durch das Blutplasma

Innere Atmung

- Abgabe des Sauerstoffs vom Blut in den Kapillaren an das Körpergewebe
- Aufnahme des Kohlendioxids aus dem Körpergewebe durch das Kapillarblut

---

Gasaustausch in der Lunge

Sauerstoffarmes und kohlendioxidreiches Blut aus dem Körper wird von der rechten Herzkammer durch die Lungenarterien in die Lungenflügel gepumpt. Die Lungenarterien spalten sich auf in viele kleine Gefäße, die die Lungenbläschen umspinnen.

Durch die Membranen von Lungenkapillaren und Lungenbläschen findet der Gasaustausch statt. Sauerstoff diffundiert (wandert) vom Lungenbläschen ins Blut und Kohlendioxid diffundiert vom Blut in das Lungenbläschen. Das nun mit Sauerstoff angereicherte Blut wird durch die Lungenvenen in die linke Herzhälfte befördert.

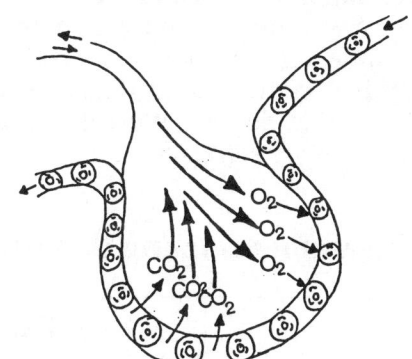

Gasaustausch im Lungenbläschen
(Abb. 93)

Atembewegungen
Einatmung (= *Inspiration*)
Zusammenziehen (Kontraktion) des Zwerchfells und der Zwischenrippenmuskulatur führen zur Ausweitung des Thoraxraumes. Der hierdurch entstehende Unterdruck im Pleuraspalt erweitert die Lunge und führt zum Unterdruck in der Lunge. Zum Ausgleich des Unterdruckes in der Lunge wird Luft angesaugt = Einatmung.
Ausatmung (= *Exspiration*)
Erschlaffung des Zwerchfells und der Zwischenrippenmuskulatur sowie das Zusammenziehen der elastischen Lungenfasern führen zur Verkleinerung des Brustkorbes und somit zum Auspressen der Atemluft = Ausatmung.

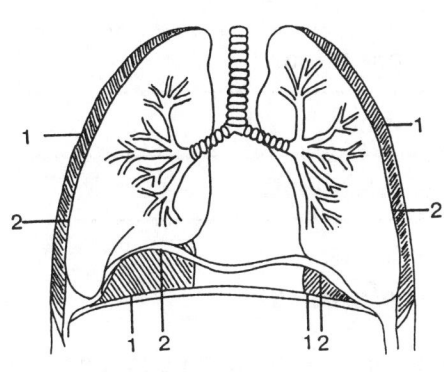

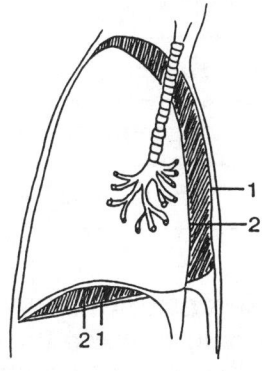

Brustkorb von vorne   *Brustkorb von der Seite*

(Abb. 94)   ***Brustkorbbewegungen zur Ein- und Ausatmung***
1 Einatmung   2 Ausatmung

_____

_____

_____

_____

_____

_____

_____

_____

_____

Atemsteuerung

Die Atmung erfolgt unwillkürlich - kann jedoch willkürlich beeinflußt werden. Die rhythmische Steuerung der Atmung erfolgt vom Atemzentrum im verlängerten Rückenmark.

Die Steuerung ist abhängig von neuralen Reizen (Lungenvagus, Trigeminus, Hautnerven) und von chemischen Reizen (Sauerstoffpartialdruck, Kohlendioxidpartialdruck und dem pH-Wert des Blutes). Der Kohlendioxidpartialdruck und der pH-Wert des Blutes beeinflussen normalerweise das Atemzentrum am stärksten.

Zusammensetzung der Atemluft

	Einatmungsluft	Ausatmungsluft
Stickstoff	78%	78%
Sauerstoff	21%	17%
Kohlendioxid	0,04%	4%
Edelgase	1.00%	1%

Atemfrequenz

Atemfrequenz = Anzahl der Atemzüge in einer Minute.

Atemfrequenz in Ruhe (Ein- und Ausatmung = 1 Atemzug):

Kinder	~	25 - 30 Atemzüge pro Minute
Jugendliche	~	20 Atemzüge pro Minute
Erwachsene	~	12 - 16 Atemzüge pro Minute

Lungenfassungsvermögen (= *Lungenvolumina*)
Atemzugvolumen (= *Respirationsluft*)

- Luftmenge, die bei normaler, ruhiger Atmung pro Atemzug eingeatmet oder ausgeatmet wird.
- sie beträgt normalerweise:

_____

_____

_____

_____

_____

_____

_____

_____

_____

Kinder	~	100 - 300 ml
Jugendliche	~	500 ml
Erwachsene	~	500 - 800 ml

Totraumluft
- Luft zwischen Nasenöffnung und Bronchien, die nicht direkt an der äußeren Atmung beteiligt ist. Sie beträgt in Ruhe ca. 60% des Atemzugvolumens

Atemzeitvolumen (= *AZV*)
- Luftmenge, die bei ruhiger Atmung in einer Minute ein- oder ausgeatmet werden kann (Atemzugvolumen x Atemfrequenz = Atemzeitvolumen)

Atemstoß (= *Sekundenkapazität*)
- Luftvolumen, das nach tiefster Einatmung in der ersten Sekunde ausgeatmet werden kann (ca. 66% der Vitalkapazität)

maximales Atemvolumen (= *Vitalkapazität*)
- Luftvolumen, das nach tiefster Einatmung maximal ausgeatmet werden kann (ca. 3,5 bis 6 Liter)
- die Vitalkapazität setzt sich zusammen aus:
    - normaler Atemluft (= *Respirationsluft*)
    - Luft, die nach normaler Einatmung noch zusätzlich eingeatmet werden kann (= *inspiratorisches Atemreservevolumen*)
    - Luft, die nach normaler Ausatmung noch zusätzlich ausgeatmet werden kann (= *exspiratorisches Atemreservevolumen*)

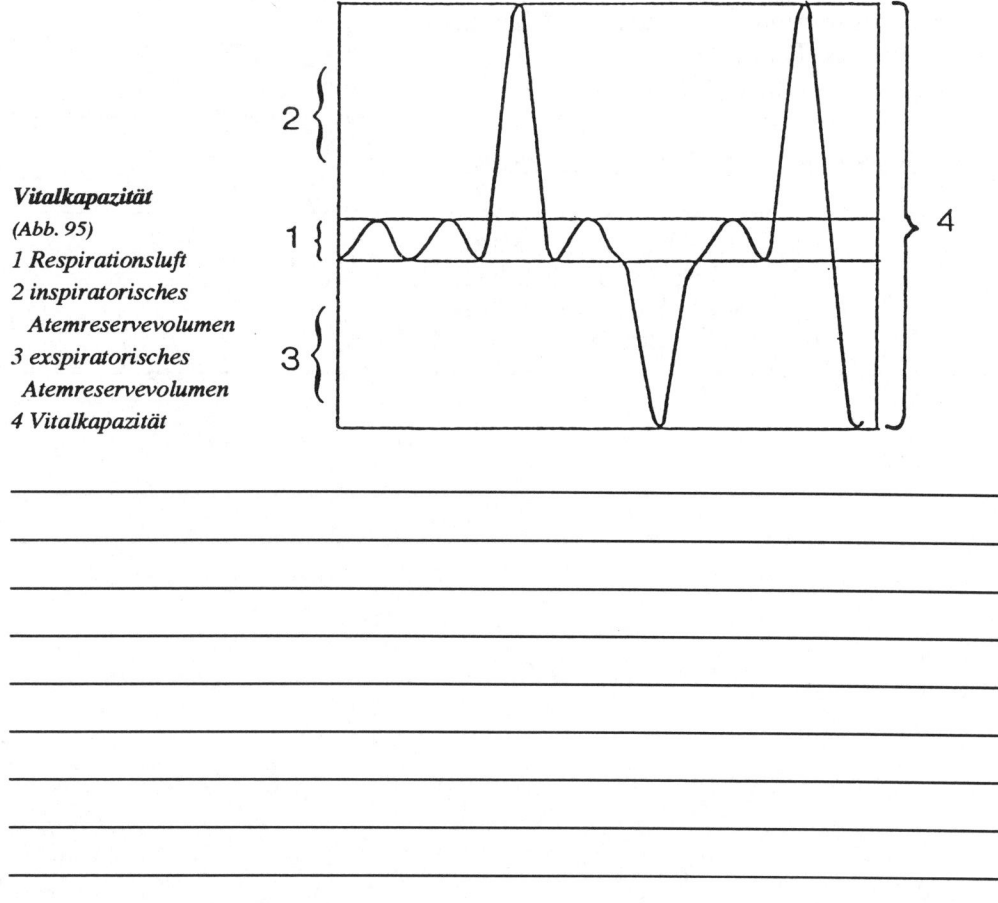

Vitalkapazität
(Abb. 95)
1 Respirationsluft
2 inspiratorisches
* Atemreservevolumen*
3 exspiratorisches
* Atemreservevolumen*
4 Vitalkapazität

6. Verdauungssystem

Allgemeines

Der **Verdauungstrakt** dient der Verdauung, der Resorption und der Ausscheidung.

Durch die **Verdauung** werden die mit der Nahrung aufgenommenen Nährstoffe mit Hilfe von Verdauungssäften (= *Enzyme / Fermente*) in kleinste wasserlösliche Bausteine abgebaut, so daß sie durch die Wand des Darmes in das Blut oder in die Lymphflüssigkeit transportiert werden können.

Beim Verdauungsvorgang werden Kohlenhydrate zu Einfachzucker (Monosaccharide), Eiweiße in Aminosäuren und Fette zu Glyzerin und Fettsäuren gespalten.

Durch die **Resorption** gelangen Wasser, Mineralien, Vitamine, Nährstoffe, Farbstoffe, Medikamente, Giftstoffe, usw. durch die Darmwand in die Blut- und Lymphgefäße.

Mit der **Ausscheidung** werden unverdauliche Nahrungsbestandteile, Verdauungssäfte, Schleimhautepithelien, Leukozyten, Mineralien, Kolibakterien und Wasser über den Enddarm als Stuhl abgesetzt.

Aufgaben des Verdauungssystems

- Aufnahme der Nahrung (Mund)
- mechanische Zerkleinerung (Kauapparat)
- chemischer Abbau (Verdauungsdrüsen)
- Gleitfähigmachen der Nahrung (Schleimdrüsen)
- Durchmischen mit Verdauungssäften und Weitertransport (Muskulatur des Verdauungstraktes)
- Abwehrfunktion (Salzsäure des Magens)
- Resorption (Darmoberfläche)
- Restausscheidung (Mastdarm)

Einteilung des Verdauungssystems

a) oberer Verdauungstrakt
b) mittlerer Verdauungstrakt
c) unterer Verdauungstrakt
d) Drüsen des Verdauungstraktes

zu a)

Der obere Verdauungstrakt besteht aus:

Mundhöhle	Zunge (Lingua)	
	32 Zähnen (Dens)	Oberkiefer: 4 Schneidezähne
		4 Eckzähne
		4 vordere kleine Backenzähne
		6 hintere große Mahlzähne
		Unterkiefer: 4 Schneidezähne
		2 Eckzähne
		4 vordere kleine Backenzähne
		4 hintere große Mahlzähne
Rachenraum (Pharynx)		
Speiseröhre (Ösophagus)		

zu b)

Der mittlere Verdauungstrakt besteht aus:

Magen (Gaster)	
Dünndarm	Zwölffingerdarm (Duodenum)
	Leerdarm (Jejunum)
	Krummdarm (Ileum)

zu c)

Der untere Verdauungstrakt besteht aus:

Dickdarm	Blinddarm (Caecum) mit Wurmfortsatz (Appendix)
(Colon)	aufsteigender Dickdarm (Colon ascendens)
	querverlaufender Dickdarm (Colon transversum)
	absteigender Dickdarm (Colon descendens)
	"S" förmige Schlinge (Colon sigmoideum = Sigma)
Mastdarmampulle	
(Rektum)	
Schließmuskel (Anus)	

zu d)

Drüsen des Verdauungstraktes:

Mundspeichel-	Ohrspeicheldrüse (Glandula parotis)
drüsen	Unterkieferdrüse
	Unterzungendrüse
Leber (Hepar)	mit Gallenblase und Gallengängen
Bauchspeichel-	mit Ausführungsgang
drüse (Pankreas)	

Verdauungsorgane

(Abb. 96)

  1 *Zähne*
  2 *Mundhöhle*
  3 *Speicheldrüsen*
  4 *Rachenraum*
  5 *Speiseröhre*
  6 *Magen*
  7 *Zwölffingerdarm*
  8 *Leerdarm*
  9 *Krummdarm*
10 *Wurmfortsatz*
11 *Blinddarm*
12 *aufsteigender Dickdarm*
13 *querverlaufender Dickdarm*
14 *absteigender Dickdarm*
15 *S-förmige Schlinge*
16 *Mastdarmampulle*
17 *Leber*
18 *Gallenblase*
19 *Bauchspeicheldrüse*

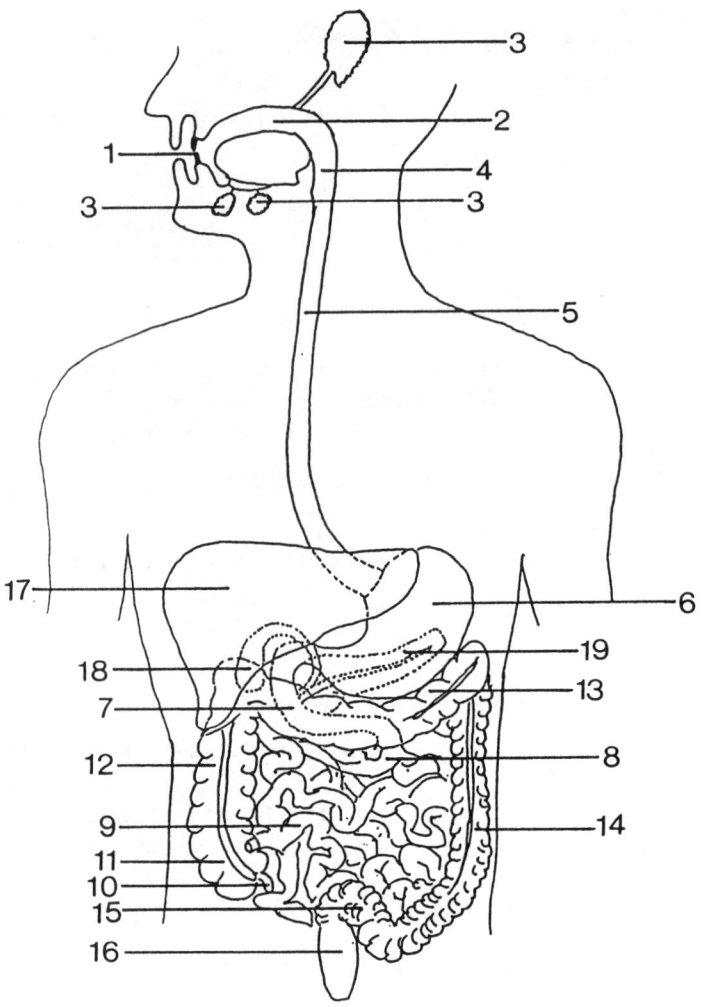

Begriffserläuterung

Enzyme	Enzyme, auch Fermente genannt, sind stoffwechsel-aktive Proteine (Eiweißkörperchen), die in der Lage sind, Nahrungsstoffe in ihre Bausteine zu zerlegen.
Nährstoffe	Eiweiß : kurz **E** Kohlenhydrate : kurz **KH** Fett : kurz **F**

6.1. Mundhöhle

Lage und Bau der Mundhöhle

Die Mundhöhle wird vorne durch die Lippen, oben durch den harten und weichen Gaumen (= *Mundhöhlendach*), seitlich durch die Wangen und unten durch den Mundboden begrenzt. Die Mundhöhle geht nach hinten in den mittleren Rachenraum über.

Mundspeicheldrüsen (paarig angeordnete Drüsen)
- **Unterzungendrüsen** liegen zwischen der Muskulatur des vorderen Mundbodens und produzieren Schleim (= *Speichel*)
- **Unterkieferspeicheldrüsen** liegen am hinteren Mundboden im Kieferwinkel und produzieren Schleim (= *Speichel*)
- **Ohrspeicheldrüsen** (= *Glandula parotis*) liegen vor dem Ohrläppchen über der Kaumuskulatur (der Drüsenausführungsgang liegt in der Wangenschleimhaut) und produziert serösen Speichel mit **Amylase**

Zunge (= *Lingua*)
- die Zunge besteht aus quergestreifter Muskulatur und unterliegt unserem Willen
- wir unterscheiden die Zungenwurzel, den Zungenkörper und die Zungenspitze
- an der Oberfläche der Zunge befinden sich die Geschmacksknospen

Oberer Verdauungstrakt

(Abb. 97)

 1 Oberlippe
 2 Unterlippe
 3 Oberkiefer
 4 Unterkiefer
 5 Zähne
 6 harter Gaumen
 7 weicher Gaumen
 8 Zunge
 9 Ohrspeicheldrüse
10 Unterkieferspeicheldrüse
11 Unterzungenspeicheldrüse
12 Mundhöhle
13 Rachen
14 Speiseröhre
15 Luftröhre

Zähne (= *Dens*)

Milchgebiß   insgesamt 20 Zähne
              Oberkiefer: 4 Schneidezähne
                            2 Eckzähne
                            4 Backenzähne
              Unterkiefer: 4 Schneidezähne
                            2 Eckzähne
                            4 Backenzähne

Dauergebiß   insgesamt 32 Zähne
              Oberkiefer: 4 Schneidezähne
                            2 Eckzähne
                            4 vordere kleine Backenzähne
                            6 hintere große Mahlzähne
              Unterkiefer: 4 Schneidezähne
                            2 Eckzähne
                            4 vordere kleine Backenzähne
                            6 hintere große Mahlzähne

Zahnaufbau

- Zahnkrone   = frei aus dem Zahnfleisch hervorragender Teil des Zahnes
- Zahnhals   = Zahnanteil zwischen Zahnfleisch und Kieferknochen
- Zahnwurzel   = fest im Kieferknochen verankerter Teil des Zahnes mit einem kanalartigen Hohlraum (= Pulpahöhle) mit Blutgefäßen, Nerven und Lymphgefäßen

- Dentin   = innere knochenähnliche Hartsubstanz des Zahnes
- Zement   = Dentinüberzug im Zahnwurzelbereich
- Schmelz   = Dentinüberzug im Bereich der Zahnkrone

Aufbau eines Zahnes

(Abb. 98)

  1 Zahnkrone
  2 Zahnhals
  3 Zahnwurzel
  4 Pulpahöhle
  5 Zahndentin
  6 Zahnzement
  7 Zahnschmelz

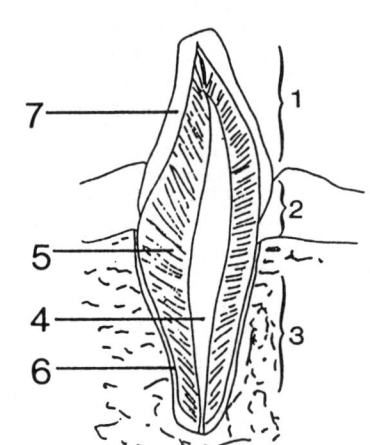

Funktionen der Mundhöhle

Die Mundhöhle dient der Nahrungsaufnahme, der Zerkleinerung von Nahrungsstücken und der Einspeichelung der Nahrung.

Aufgaben der Mundspeicheldrüsen
- Produktion von ca. 1 - 1,5 Liter Speichel
- Produktion des kohlenhydratspaltenden Enzyms Amylase
- Anfeuchtung der Mundhöhle
- Einspeichelung der Speise
- Vorverdauung der Kohlenhydrate

Aufgaben der Zunge
- die Zunge kontrolliert die Nahrung (bitter, süß, salzig,
  sauer, heiß, kalt, stumpf, spitz)
- Verteilung der Speisen im Mundraum zur mechanischen Zerkleinerung
- Nahrungstransport zur Speiseröhre (= *Schluckakt*)
- Reinigung der Mundhöhle
- Mithilfe beim Sprechen

Aufgabe der Zähne
- Abbeißen von Nahrungsstücken
- mechanische Zerkleinerung der Speise
- Mithilfe beim Sprechen

Verdauung in der Mundhöhle

E	=	$\varnothing$
KH	=	**Speichelamylase** der Ohrspeicheldrüse spaltet Stärke (= *Mehrfachzucker*) in Maltose (= *Zweifachzucker*)
F	=	$\varnothing$

_____

_____

_____

_____

_____

_____

_____

_____

_____

6.2. Rachen (= *Pharynx*)

Der Rachen ist die Kreuzungsstelle des Atem- und Speisewegs.

Lage und Bau des Rachens

Der Rachen ist ein muskulöser Schlauch. Er liegt zwischen der hinteren Nasenöffnung und dem Kehlkopf bzw. Speiseröhreneingang. Er stellt einen gemeinsamen Raum für die Luft- und Speisewege dar. Der Rachenraum wird eingeteilt in:

- den **oberen Rachenraum** mit Rachenmandeln und Verbindungsgang zur Paukenhöhle der Ohren (= *Ohrtrompete*)
- den **mittleren Rachenraum**, der nach vorne mit dem Mund verbunden ist
- den **unteren Rachenraum**, der gegen den Kehlkopf und die Speiseröhre gerichtet ist

Funktion des Rachens

- Speisetransport von der Mundhöhle in die Speiseröhre
- Schluckreflexauslösung durch Reizung der Rachenwand
- Lufttransport von der Nasenhöhle oder der Mundhöhle zur Luftröhre

Verdauung im Rachen

E	=	$\emptyset$
KH	=	$\emptyset$
F	=	$\emptyset$

6.3. Speiseröhre (= *Ösophagus*)

Lage und Bau der Speiseröhre

Die Speiseröhre verbindet den Rachenraum mit dem Magen und dient ausschließlich dem Weitertransport der Speisen.

Die Speiseröhre ist ein etwa 20 - 25 cm langer und 1 cm weiter Muskelschlauch, der innen mit Schleimhaut ausgekleidet ist.

Der erste Teil der Speiseröhre beginnt im Anschluß an den Rachen und verläuft vor der Wirbelsäule. Der zweite Teil liegt im Mittelfellraum (= *Mediastinum*), vor der Brustwirbelsäule und hinter der Luftröhre und der Aorta. Der letzte Abschnitt der Speiseröhre gelangt durch eine Öffnung im Zwerchfell in die Bauchhöhle und dann sofort anschließend in den Magen.

Funktion der Speiseröhre

Durch Reizung der Rachenschleimhaut wird der Schluckreflex ausgelöst und die Speise durch peristaltische Bewegungen in den Magen transportiert. Dieser Vorgang dauert ca. 10 bis 20 Sekunden und läuft teils willkürlich und teils unwillkürlich (= *Steuerung durch das Schluckzentrum*) in drei Phasen ab.

  I. Phase = Mund (schlucken) = willkürlich
 II. Phase = Rachen (Schluckreflex) = unwillkürlich
III. Phase = Speiseröhre (peristaltische Bewegung) = unwillkürlich

Verdauung in der Speiseröhre

E	=	∅
KH	=	∅
F	=	∅

6.4. Magen (= *Gaster*)

Der Magen ist eine mit Schleimhaut ausgekleidete muskulöse Erweiterung des Verdauungskanals. Er stellt die Verbindung zwischen Speiseröhre und Dünndarm her. Der Magen dient der Speicherung, Desinfektion und Verdauung der Nahrung.

Lage und Bau des Magens

Lage des Magens
- der Magen liegt zum größten Teil im linken Oberbauch unter der linken Zwerchfellkuppe
- der Magen liegt innerhalb des Bauchfells (= *intraperitoneal*)

Form des Magens
Der Magen hat die Form einer Nierenschale. Wir unterscheiden folgende Magenabschnitte:
Magenmund (= *Cardia*)
- Übergang der Speiseröhre zum Magen

_____

_____

_____

_____

_____

_____

_____

_____

_____

Magengrund (= *Fundus*)
- meist mit Luft gefüllter Blindsack seitlich über dem Magenmund
Magenkörper (*Corpus ventriculi*)
- Hauptanteil des Magens
- mit medial gelegener Krümmung (= *kleine Kurvatur*) zwischen
  Mageneingang und Magenausgang, die auch als Magenstraße bezeichnet
  wird
- mit außen gelegener Krümmung (= *große Kurvatur*) zwischen
  Magengrund und Magenausgang
Magenhöhle (= *Antrum pyloricum*)
- Vorraum des Magenpförtners
Magenausgang (= *Pylorus*)
- Schließmuskel zwischen Magen und Zwölffingerdarm

Magen

(Abb. 99)

1 Speiseröhre (Ösophagus)
2 Zwerchfellsehnenplatte
3 Magenmund (Cardia)
4 Magengewölbe (Fundus)
5 kleine Kurvatur
6 große Kurvatur
7 Magenstraße
8 Magenhöhle (Antrum)
9 Magenpförtner (Pylorus)
10 Magenkörper (Corpus)
11 Zwölffingerdarm (Duodenum)

Aufbau des Magens (von innen nach außen)
Schleimhaut (= *Mucosa tunica*) mit folgenden Drüsenzellen
- Hauptzellen
- Belegzellen
- Nebenzellen

Muskelschicht (= *Tunica muskularis*)
- glatte Muskulatur für die Magenperistaltik, die aus Längs-, Ring- und Schrägmuskelfasern aufgebaut ist
Bauchfell (= *Peritoneum*)
- außen ist der Magen vollständig vom Peritoneum überzogen

Funktion des Magens

Der Magen hat folgende Aufgaben:
- Auffangreservoir für die Nahrung
- Durchmischung der Nahrung mit Magensaft
- Desinfektion der Nahrung durch Salzsäure
- Andauung der Speise
- Resorptionsvorbereitung für das Vitamin B_{12}
- Weitertransport der Nahrung durch peristaltische Bewegungen

Magensaftproduktion und Aufgaben des Magensaftes
Die Magendrüsen produzieren in 24 Stunden ca. 1,5 Liter Magensaft.

Hauptzellen - produzieren die Enzyme *Pepsinogen* und *Kathepsinogen* für die Teilverdauung der Eiweiße
Belegzellen - produzieren die *Salzsäure* für die Zerstörung der Eiweißketten (= *Denaturierung*) der Eiweiße, die Aktivierung von Pepsinogen sowie die Desinfektion der Nahrung (Abtötung von Bakterien)
Nebenzellen - produzieren *alkalischen Schleim*, der den Magen vor der Selbstverdauung schützt
In sehr kleinen Mengen kommt auch Lipase im Magen vor, die Fettverdauung erfolgt jedoch erst im Zwölffingerdarm.

Verdauung im Magen

E	=	**Salzsäure** der Belegzellen führt zur Aufquellung (= Denaturierung) der Eiweiße **Pepsinogen** der Hauptzellen wird durch Salzsäure zu aktivem **Pepsin** und spaltet Eiweiße (= *Proteine*) in kleinere Eiweißkörper (= *Polypeptide*)
KH	=	$\emptyset$
F	=	$\emptyset$

6.5. Dünndarm

Der Dünndarm ist ca. 4,0 bis 5,0 m lang und reicht vom Magenpförtner bis
zum Dickdarm. Zu seinen Hauptaufgaben gehören neben dem Speisentrans-
port durch peristaltische Bewegungen, die Beimengung von Verdauungssäften (ca. 3 Liter) und die Aufnahme (= *Resorption*) der abgebauten Nährstoffe.
Wir unterscheiden am Dünndarm die Abschnitte:

- Zwölffingerdarm	(= *Duodenum*),	ca. 30 cm lang
- Leerdarm	(= *Jejunum*),	ca. 120 - 150 cm lang
- Krummdarm	(= *Ileum*),	ca. 180 - 220 cm lang

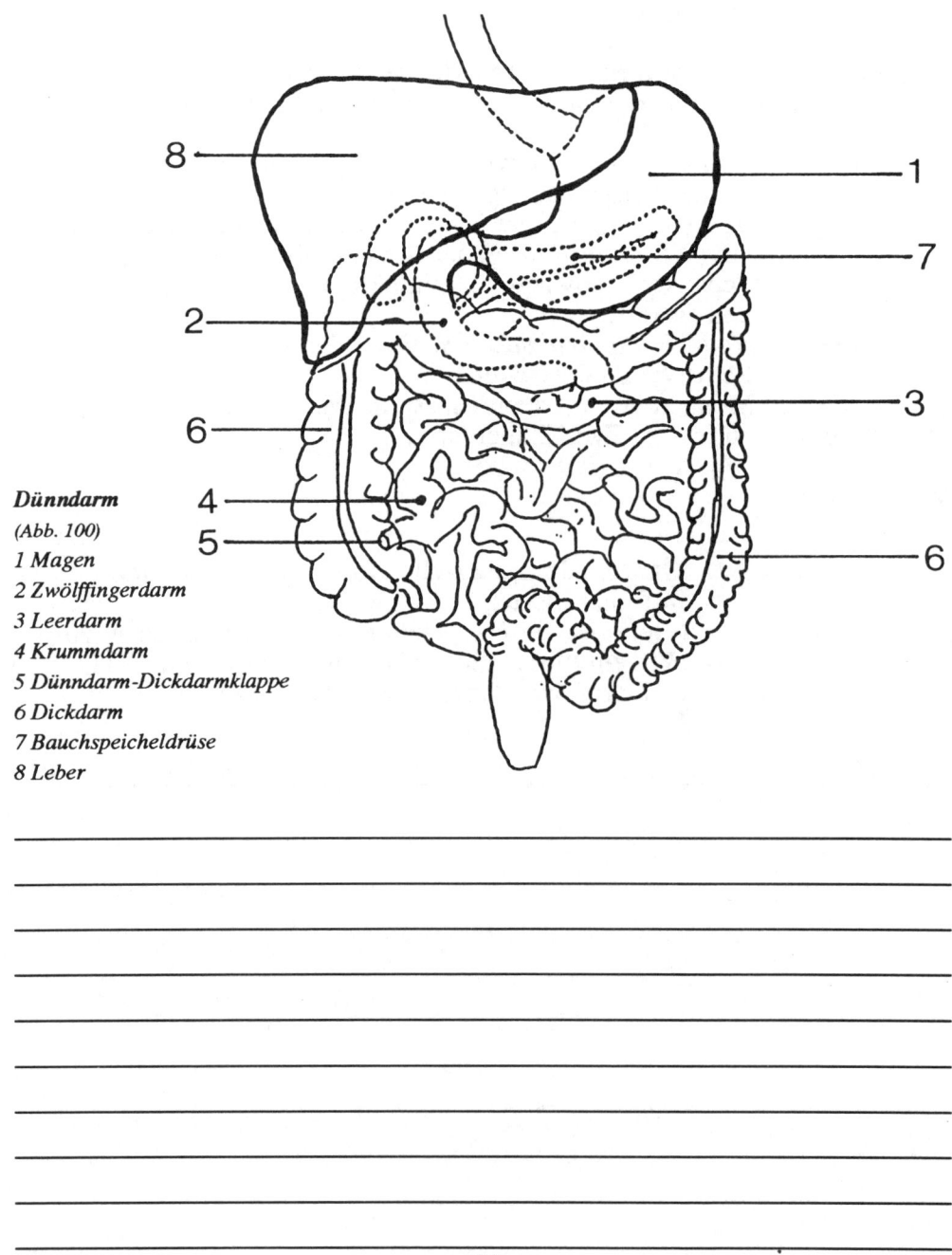

Dünndarm
(Abb. 100)
1 Magen
2 Zwölffingerdarm
3 Leerdarm
4 Krummdarm
5 Dünndarm-Dickdarmklappe
6 Dickdarm
7 Bauchspeicheldrüse
8 Leber

Lage und Bau des Zwölffingerdarms (= *Duodenum*)

Lage
- schließt an den Magenpförtner (= *Pylorus*) an
- liegt überwiegend im rechten Oberbauch
- liegt mit Ausnahme des Anfangteiles hinter dem Bauchfell
  (= *retroperitoneal*)
- geht in den Leerdarm über

Form
- liegt wie ein C um den Kopf der Bauchspeicheldrüse
- seine Länge entspricht etwa der Breite von 12 Fingern
- auf der Vater'schen Papille (= *Papilla vateri*), im mittleren Teil des
  Zwölffingerdarms, mündet der Gallen- und Bauchspeicheldrüsengang
  (über die Vatersche Papille gelangen die Enzyme der Bauchspeicheldrüse
  und der Gallensaft in den Zwölffingerdarm)

Aufbau (von innen nach außen)
- Bauchfell (= *Peritoneum*) als äußerer Überzug
- Muskelschicht aus unwillkürlicher Muskulatur die längs- und ringförmig
  angeordnet ist
- Schleimhaut (= *Mucosa*) mit Falten, Zotten und Lieberkühnschen-Drüsen

Zwölffingerdarm

(Abb. 101)

  1 Zwölffingerdarm
  2 Gallengang
  3 Pankreasgang
  4 Vater'sche Papille
  5 Magenpförtner
  6 Leerdarm
  7 Gallenblase
  8 Bauchspeicheldrüse
  9 Leber
10 Lebergang
11 Blasengang

_____

_____

_____

_____

_____

_____

_____

_____

_____

_____

Funktion des Zwölffingerdarms

Vermischung des Speisebreis mit Zwölffingerdarm-, Bauchspeicheldrüsen-, und Gallensaft sowie der Weitertransport durch peristaltische Bewegungen.

Enzymproduktion des Zwölffingerdarms

- Produktion von Darmsaft und dem Enzym Enterokinase

Aufgabe der Enterokinase

Aktivierung der aus der Bauchspeicheldrüse kommenden Enzyme Trypsin und Chymotrypsin (siehe Bauchspeicheldrüse und Leber).
Beide Enzyme werden erst hier aktiviert, da sonst eine Selbstverdauung der Bauchspeicheldrüse die Folge wäre!

Verdauung im Zwölffingerdarm

E	=	- **Trypsinogen** der Bauchspeicheldrüse wird durch die Enterokinase der Zwölffingerdarmschleimhaut zu aktivem **Trypsin** (= *Endopeptidase*) und spaltet große Eiweißketten (= *Polypeptide*) in kleinere Eiweißketten (= *Oligopeptide*)
		- **Chymotrypsinogen** der Bauchspeicheldrüse wird durch Trypsin zum aktiven **Chymotrypsin** (= *Endopeptidase*) und spaltet ebenfalls große Eiweißketten in kleinere Eiweißketten
		- **Peptidasen** (= *Exopeptidasen*) der Bauchspeicheldrüse spalten einzelne Aminosäuren von den kleinen Eiweißketten ab
KH	=	- **Pankreasamylase** spaltet Stärke (= *Mehrfachzucker / Polysaccharide*)
F	=	- die **Gallensäuren**, des in der Leber gebildeten Gallensafts, führen zu einer Verseifung (= *Emulgierung*) der Fette
		- die **Lipase** (= *Esterase*) der Bauchspeicheldrüse spaltet kleinste Fett-Tröpfchen in Glyzerin und Fettsäuren

Lage und Bau von Leerdarm (= *Jejunum*) und Krummdarm (= *Ileum*)

Der Übergang vom Leerdarm zum Krummdarm ist fließend.

Lage
Leerdarm und Krummdarm sind die dem Zwölffingerdarm folgenden frei beweglichen Schlingen des Dünndarms. Sie sind am Gekröse (= *Mesenterium*) aufgehängt, welches die Ver- und Entsorgung (Arterien, Venen, Nerven, Lymphgefäße) übernimmt. Der Krummdarm als letzter Dünndarmabschnitt mündet im rechten Unterbauch durch eine Klappe (= *Ileozökalklappe*) in den aufsteigenden Dickdarm.

Aufbau (von innen nach außen)
- Bauchfell (= *Peritoneum*) als äußerer Überzug
- Muskelschicht aus unwillkürlicher Muskulatur, die längs- und ringförmig angeordnet ist
- Schleimhaut (= *Mucosa*) mit Kerckring'schen Falten, Zotten (= Villi) und Bürstensaum (= *Mikrovilli*) zur Oberflächenvergrößerung

Dünndarmschleimhaut
(Abb. 103)

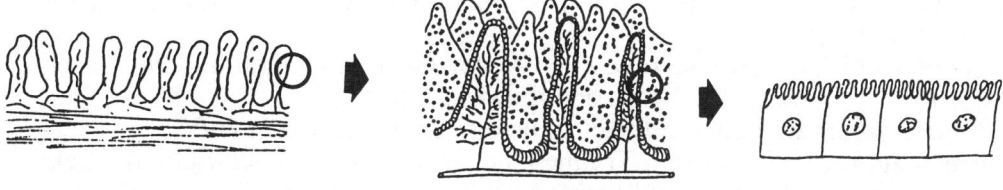

Kerckring'sche Falten   Zotten   Bürstensaum

_____
_____
_____
_____
_____
_____
_____
_____

Funktion des Leer- und Krummdarms

Im Leer- und Krummdarm gebildete Enzyme

- eiweißspaltende Peptidasen (= *Exopeptidasen*)
- zuckerspaltende Disaccharidasen (Laktase, Saccharase, Maltase)
- fettspaltende Dünndarmlipase

Verdauung im Leer- und Krummdarm

Die vom Zwölffingerdarm kommenden Enzyme wirken im Leerdarm und Krummdarm weiter. Zusätzlich wirken die Enzyme des Dünndarms.

E	=	- die **Exopeptidasen** spalten die kleinen Eiweißketten in kleinste Eiweißbausteine (= *Aminosäuren*)
KH	=	- **Laktase** spaltet Milchzucker in Traubenzucker (= *Glukose*) und Schleimzucker (= *Galaktose*) - **Maltase** spaltet Malzzucker in Traubenzucker (= *Glukose*) - **Saccharase** spaltet Rohrzucker in Traubenzucker (= *Glukose*) und Fruchtzucker (= *Fruktose*)
F	=	- **Lipase** spaltet kleine Fett-Tröpfchen in Glyzerin und Fettsäuren

Resorption der Nährstoffe

Nachdem nun alle Nährstoffe in einem wasserlöslichen, resorptionsfähigen Zustand sind, können sie von den Darmzotten des Dünndarms aufgenommen werden.

- **Eiweiß** ist bis zum Einfacheiweiß (= *Aminosäure*) abgebaut und wird nach der Resorption über die Pfortader abtransportiert
- **Kohlenhydrate** sind zu den Einfachzuckern (= *Monosaccharid*) Fruchtzucker (= *Fruktose*), Traubenzucker (= *Glukose*) und Schleimzucker (= *Galaktose*) abgebaut und werden nach der Resorption über die Pfortader abtransportiert
- **Fette** sind zu Glyzerin und zu Fettsäuren abgebaut und werden nach der Resorption zum größten Teil über die Lymphgefäße und zum kleineren Teil über die Pfortader abtransportiert

_____

_____

_____

_____

_____

_____

_____

_____

_____

6.6. Dickdarm (= *Kolon*)

Den letzten Teil des Verdauungskanals bildet der Dickdarm, der in drei Abschnitte unterteilt ist. Er beginnt im rechten Unterbauch an der Mündungsstelle des Krummdarms (= *Ileozökalklappe*) und endet am Darmausgang (= *Anus*).

Lage und Bau des Dickdarms

Der Dickdarm mit einer Länge von ca. 1,2-1,5 m liegt im Bauchraum und gliedert sich wie folgt: Blinddarm mit Wurmfortsatz, aufsteigender Dickdarm, querverlaufender Dickdarm, absteigender Dickdarm, Sigmaschlinge, Mastdarm.

Als besondere Merkmale besitzt der Dickdarm
- **Haustren** (= Ausbuchtungen zwischen den Taenien)
- **Taenien** (= längsverlaufende Muskel-Sehnenbänder)
- **Plicae** (= längs der Taenien angeheftete kleine Fettläppchen)

Dickdarm

(Abb. 102)

1 Krummdarm (Ileum)
2 Ileozökalklappe
3 Wurmfortsatz (Appendix)
4 Blinddarm (Caecum)
5 aufsteigender Dickdarm
6 querverlaufender Dickdarm
7 absteigender Dickdarm
8 Sigmaschleife
9 Mastdarm (Rektum)
10 After (Anus)
11 Taenien (längsverlaufende Sehnen)
12 Haustren (Ausbuchtungen)

Funktion des Dickdarms

- Rückgewinnung von Wasser (= Eindickung der unverdaulichen Nahrungsreste)
- Resorption von Mineralien (Salzen)
- Kotbildung durch zahlreiche Koli-Bakterien, die im Dickdarm leben (sog. Darmflora)
- bei der Zersetzung der Nahrungsschlacken, durch die Bakterien, entstehen Darmgase
- Kottransport durch peristaltische Bewegungen

Funktion des Mastdarms (= *Rektum*)

- dient der Aufbewahrung des Kots bis zur Entleerung

Funktion des Afters (= *Anus*)

Der Anus wird durch den Darmschließmuskel verschlossen, der eine willkürliche Darmentleerung ermöglicht.
- innerer unwillkürlicher Darmschließmuskel (glatte Muskulatur)
- äußerer willkürlicher Darmschließmuskel (quergestreifte Muskulatur)
- Analvenenring (= Hämorrhoidalring) als luftdichter Darmverschluß

Verdauung im Dickdarm

Im Dickdarm findet keine fermentative Verdauung mehr statt!

E	=	- Fäulnis durch bakterielle Zersetzung
		- Gasbildung (Ammoniak, Methan, Indikan)
KH	=	- Spaltung der Zellulose durch Bakterien
		- Gärung der nicht resorbierten KH durch Hefepilze
F	=	- keine Veränderungen

Stuhlentleerung (*Stuhl = Faeces*)

Die Stuhlentleerung ist abhängig von der Nahrungsaufnahme und der Nahrungszusammensetzung und erfolgt ca. 8-12 Stunden nach der Nahrungsaufnahme.
Die Stuhlentleerung kann willkürlich (über die Bauchpresse) oder unwillkürlich (durch Füllung und Dehnung des Mastdarms) ausgelöst werden.

Stuhlzusammensetzung
- unverdauliche Nahrungsbestandteile (z.B. Zellulose, Pektin)
- Verdauungssäfte (z.B. Enzymreste, Schleim, Gallenfarbstoffe)
- abgestoßene Schleimhautepithelien
- Leukozyten
- Mineralstoffe (z.B. Blei, Eisen, Kupfer, Magnesium)
- Kolibakterien
- Wasser (ca. 70-80%)

Die **Stuhlmenge** ist abhängig von der Nahrungsaufnahme und der Nahrungszusammensetzung (geringe Stuhlmengen bei eiweißreicher Kost; große Stuhlmengen bei kohlenhydratreicher Kost).

Die **Stuhlkonsistenz** ist ebenfalls abhängig von der Nahrungsbeschaffenheit (fester Stuhl bei vorwiegender Ernährung mit Fleisch- und Milchprodukten und weicher Stuhl bei vorwiegender Ernährung mit Vollkornbrot, Kartoffeln, Gemüse und Salat)

Die **Stuhlfarbe** ist abhängig von der Nahrungsbeschaffenheit und der evtl. Medikamenteneinnahme. Normalerweise ist der Stuhl durch die Sterkobilinogenausscheidung dunkelbraun.

Stuhlgeruch und Darmgasbildung sind abhängig von der Nahrungszusammensetzung, der Verweildauer im Verdauungstrakt und von Gärungs- und Fäulnisvorgängen im Darm.

6.7. Bauchfell (= *Peritoneum*)

Das Bauchfell besteht aus einem inneren und einem äußeren Blatt, die gemeinsam einen geschlossenen Sack bilden. Zwischen den Peritonealhäuten befindet sich ein Film aus seröser Flüssigkeit, der eine reibungslose Verschiebung ermöglicht. Das äußere Blatt des Bauchfells kleidet den Bauchraum von innen aus. Das innere Blatt überzieht die in der Bauchhöhle liegenden Organe.

- **Organe, die ganz vom Bauchfell bedeckt sind, liegen intraperitoneal**
  Beispiele: Leber, Milz, Magen, Leerdarm, Krummdarm, Eierstöcke, Dickdarmanteile, (querliegender Dickdarm und Sigmaschleife)
- **Organe, die sich hinter dem Bauchfell befinden, liegen retroperitoneal**
  Beispiele: Nieren, Nebennieren, Harnleiter, große Gefäßstämme, Nervenstränge, Pankreas, Zwölffingerdarm, Dickdarmanteile (aufsteigender Dickdarm, absteigender Dickdarm, oberster Teil des Mastdarmes).
- **Organe, die sich direkt unter dem Bauchfell befinden und teilweise noch vom Bauchfell überzogen sind, liegen im subperitonealen Raum**
  Beispiele: Harnblase, Gebärmutter.

_____

_____

_____

_____

_____

_____

_____

_____

_____

6.8. Bauchspeicheldrüse (= *Pankreas*)

Die Bauchspeicheldrüse ist eine Drüse mit exkretorischer (= *Bildung von Verdauungssäften*) und endokriner (= *Bildung von Hormonen*) Funktion.
Der endokrine Teil der Bauchspeicheldrüse wird von den Langerhans-Inseln (= *Inselzellen*) gebildet, die wie Inseln über das gesamte Pankreas verteilt sind (siehe Hormonsystem).

Lage und Bau der Bauchspeicheldrüse
Die Bauchspeicheldrüse ist ein schmales, etwa 15 cm langes Organ, das quer im Oberbauch liegt. Wir unterscheiden am Pankreas drei Abschnitte, die aber nicht scharf voneinander getrennt sind, den Kopf, Körper und Schwanz. Der Kopf liegt in der C-förmigen Öffnung des Zwölffingerdarms. Im Zentrum der Bauchspeicheldrüse verläuft der Pankreasgang, der den Pankreassaft über die Vater-Papille in den Zwölffingerdarm bringt.

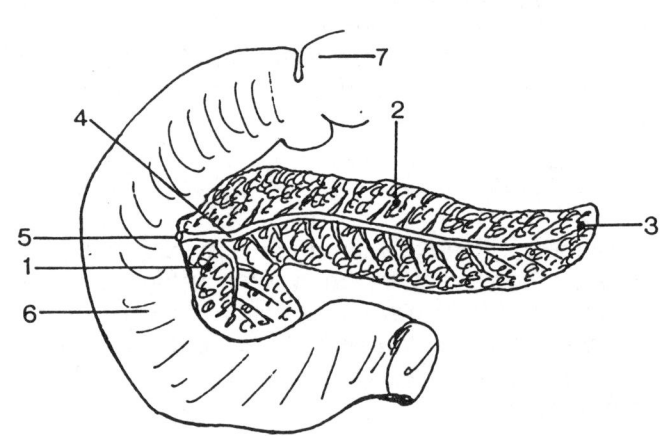

Bauchspeicheldrüse
(Abb. 104)
1 Pankreaskopf
2 Pankreaskörper
3 Pankreasschwanz
4 Pankreasgang
5 Vater-Papille
6 Zwölffingerdarm
7 Magenpförtner

Exokrine Funktion der Bauchspeicheldrüse
Die exokrinen Drüsen der Bauchspeicheldrüse produzieren 1500 - 2000 ml Bauchspeicheldrüsensaft, der aus folgenden Enzymen besteht:
- Trypsinogen zur Eiweißverdauung
- Chymotrypsinogen zur Eiweißverdauung
- Exopeptidasen zur Eiweißverdauung
- Amylase zur Kohlenhydratverdauung
- Esterasen (Lipase) zur Fettverdauung

6.9. Leber (= *Hepar*)

Die Leber ist die größte Drüse des Menschen mit vielfältigen Stoffwechsel- und Entgiftungsaufgaben

Lage der Leber
Die Leber, unsere größte (ca. 1,5 kg) exokrine Drüse, liegt größtenteils im rechten Oberbauch innerhalb des Bauchfells (= *intraperitoneal*). Ihre obere Fläche schmiegt sich direkt dem Zwerchfell an, mit dem sie auch teilweise verwachsen ist. Die Unterfläche liegt den Baucheingeweiden auf.

Bau der Leber
Die Leber besteht aus zwei (rechter und linker) großen Lappen, die in weitere Lappen aufgeteilt werden. Auf der Unterseite der Leber befindet sich die Leberpforte (= *Leberhilus*) mit der Eintrittsstelle für Pfortader, Leberarterie und Nerven sowie die Austrittsstelle für Lebervene, Gallengänge, Lymphgefäße und Nerven.

Leber mit ableitenden Gallengängen
(Abb. 105)

1 *rechter Leberlappen*
2 *linker Leberlappen*
3 *Gallenblase*
4 *Lebergang*
5 *Gallengang*
  (Ductus choledochus)
6 *Gallenblasengang*
  (Ductus cysticus)
7 *Vater- Papille*
8 *Zwölffingerdarm*
9 *Pankreas*
10 *Pankreasgang*
  (Ductus pancreaticus)

Blutgefäße der Leber

Aus dem Bereich des Magens, des Dünndarms und des Dickdarms wird der Leber venöses Blut durch die **Pfortader** zugeleitet. In diesem Blut sind die Bausteine der abgebauten Nahrungsstoffe enthalten.

Die **Lebervene** (sammelt das Blut aus der Pfortader und aus der Leberarterie) verläßt die Leber am hinteren Leberrand und mündet direkt in die untere Hohlvene.

Die **Leberarterie** versorgt die Leber mit sauerstoffreichem Blut.

Leber (Hinteransicht)

(Abb. 106)

  1 rechter Leberlappen
  2 geschwänzter Lappen
  3 viereckiger Lappen
  4 linker Leberlappen
  5 untere Hohlvene
  6 Gallenblase
  7 Pfortader
  8 Gallengang
  9 Leberarterie
  10 Lebervene
  11 rundes Leberband

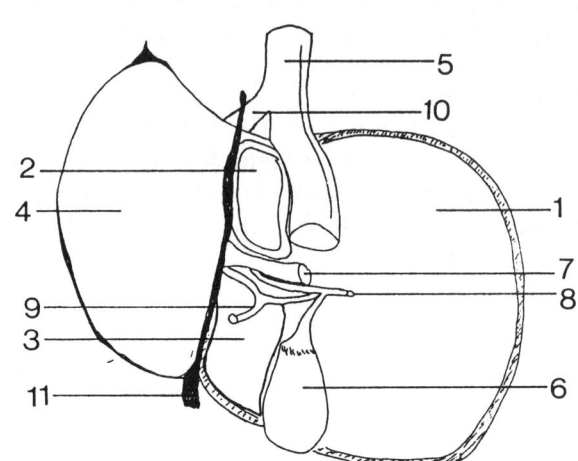

Funktion der Leber

Exkretorische Drüsenfunktion
- Bildung von ca. 1 Liter Gallensaft in 24 Stunden

Stoffwechselfunktion
- Glykogenaufbau und Glykogenabbau
- Eiweißaufbau (Albumine, Globuline, Gerinnungseiweiße)
- Umwandlung von Glyzerin und Fettsäuren in Glukose
- Umwandlung von Eiweiß in Glukose
- Umwandlung von Glykogen in Fett

Entgiftungsfunktion
- Harnstoffbildung aus Ammoniak (Ausscheidung über die Nieren)
- Bindung und Ausscheidung von körpereigenen und körperfremden Stoffen (Phenol, Indol, Bilirubin, Hormone, Medikamente, Giftstoffe)

Speicherfunktion
- Kohlenhydrate
- Vitamine
- Eisen
- Blut

Bilirubinstoffwechsel

Der gelb-braun-rötliche Gallenfarbstoff Bilirubin, ist ein physiologisches Zerfallsprodukt des Hämoglobins. Aus dem Hämoglobin (roter Blutfarbstoff) entstehen in verschiedenen Organen, vor allem in Milz und Leber, die sogenannten Gallenfarbstoffe, von denen Bilirubin der wichtigste Farbstoff ist.

Bilirubin wird in leicht veränderlicher Form, durch die Leberzellen in die Galle und mit dieser in den Dünndarm ausgeschieden.

Im Darm entsteht aus Bilirubin ein brauner Farbstoff das Urobilinogen. Urobilinogen wird zum Teil wieder ins Blut aufgenommen und dann zum Teil über die Niere ausgeschieden (Urobilinogen verfärbt den Urin gelb) und zum Teil erneut mit der Galle ausgeschieden und mit dem Kot abgeführt. Dort ist es als Sterkobilinogen für die bräunliche Kotverfärbung verantwortlich.

6.10. Gallenblase und Gallengänge

Aus der Leber gehen die galleführenden Gänge hervor, die zur Gallenblase und zum Zwölffingerdarm führen.

Lage und Bau der Gallengänge und der Gallenblase

Die Gallengänge verbinden die Leber mit dem Zwölffingerdarm und mit der Gallenblase.

Die **Gallengänge** werden wie folgt aufgeteilt:
- rechter Leberlappengang, er dient dem Abfluß der dünnflüssigen Lebergalle aus dem rechten Leberlappen
- linker Leberlappengang, er dient dem Abfluß der dünnflüssigen Lebergalle aus dem linken Leberlappen
- Lebergang, entsteht durch die Vereinigung der beiden Leberlappengänge
- Gallenblasengang, ist die Verbindung zwischen Lebergang und Gallenblase
- Gallengang (= *Ductus choledochus*) ist der gemeinsame Verbindungsgang des Lebergangs und des Gallenblasengangs zur Vater'schen Papille des Zwölffingerdarmes

Die **Gallenblase**:
- liegt an der Unterseite des rechten Leberlappens (intraperitoneal)
- ist ein ca. 8 - 10 cm langes birnenförmiges Hohlorgan mit einem Fassungsvermögen von ca. 50 ml
- sie wird eingeteilt in einen Gallenblasengrund, Gallenblasenkörper und

einen Gallenblasenhals, der die Mündungsstelle für den Gallenblasengang
darstellt
- die Gallenblasenwand besteht aus resorbierender Schleimhaut, Muskulatur
und Serosa

Gallengänge
(Abb. 107)
  1 rechter Leberlappen
  2 linker Leberlappen
  3 rechter Leberlappengang
  4 linker Leberlappengang
  5 Lebergang
  6 Gallenblasengang
  7 Gallenblase
  8 Gallengang
  9 Vater- Papille
10 Zwölffingerdarm
11 Pankreas
12 Pankreasgang

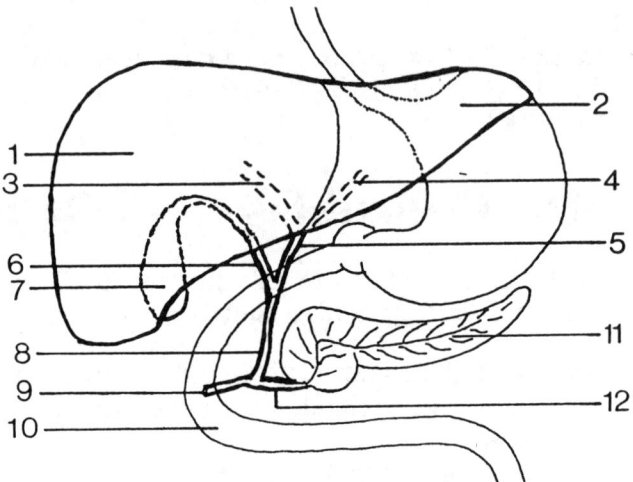

Funktion der Gallengänge und Gallenblase
Gallenblase
- Speicherorgan für die in der Leber gebildete, dünnflüssige Lebergalle
- Konzentration des Gallensaftes durch Wasserentzug (Eindickung bis auf
ein Zehntel des ursprünglichen Volumens)
- Abgabe von konzentrierter Blasengalle nach Aufnahme von Fetten zur
Fettemulgierung (Reizung erfolgt durch das im Zwölffingerdarm gebildete
Gewebshormon Cholezystokinin)

Gallengänge
- Transport der Leber- und Blasengalle durch peristaltische Bewegungen

7. Harnsystem

Allgemeines
Das Harnsystem dient der Ausscheidung von Wasser, Salzen und Stoffwechselendprodukten sowie der Konstanterhaltung des Elektrolytgehaltes und des osmotischen Druckes im Blut.

Einteilung des Harnsystems

Nieren zwei **Nieren** (= *Ren*) mit Nierenrinde, Nierenmark	=	Harnbildungsort
ableitende Harnwege Nierenkelche und zwei Nierenbecken	=	Weiterleitung des Urins an die Harnleiter
zwei Harnleiter (= *Ureter*)	=	ableitender Harnweg
eine Harnblase	=	Urinzwischenspeicher
eine Harnröhre (= *Urethra*)	=	leitet Urin nach außen

7.1. Niere (= *Ren*)

Die Niere ist ein paarig angelegtes Organ.

Lage und Bau der Nieren

Lage der Nieren
Die Nieren liegen rechts und links vor der Wirbelsäule hinter dem Bauchfell etwa zwischen dem 11/12 Brustwirbel und dem 3/4 Lendenwirbel.
Die rechte Niere liegt, infolge des Raumbedarfs der Leber, etwas tiefer als die linke Niere.
Die Nieren sind umgeben von einem mit Bindegewebe überzogenen Fettpolster, das die Nieren an ihren Platz hält.
Die Nieren sind bohnenförmig, etwa 10 bis 12 cm lang und 150 bis 200 Gramm schwer.

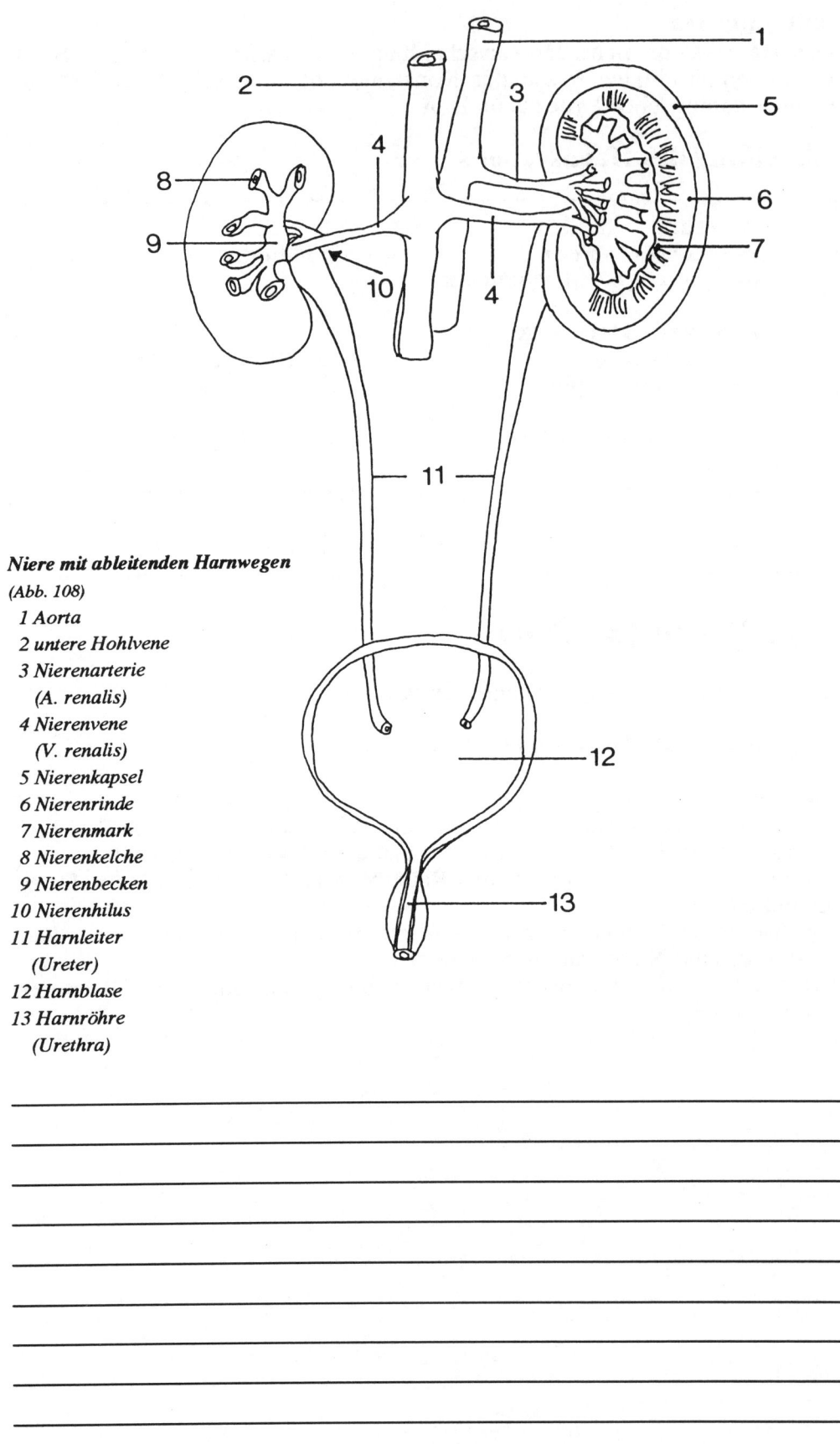

Niere mit ableitenden Harnwegen
(Abb. 108)

1 Aorta
2 untere Hohlvene
3 Nierenarterie
  (A. renalis)
4 Nierenvene
  (V. renalis)
5 Nierenkapsel
6 Nierenrinde
7 Nierenmark
8 Nierenkelche
9 Nierenbecken
10 Nierenhilus
11 Harnleiter
  (Ureter)
12 Harnblase
13 Harnröhre
  (Urethra)

Aufbau der Nieren

Nierenkapsel
- derbe, bindegewebige äußere Organkapsel

Nierenrinde
- 7 mm breite Schicht unter der Nierenkapsel, sie enthält die Nierenkörperchen

Nierenmark
- liegt zwischen Nierenrinde und Nierenbecken und enthält die Harnkanälchen und die Sammelrohre
- die Sammelrohre münden in der Pyramidenspitze in die Nierenkelche des Nierenbeckens

Nierenbecken
- Vereinigung von 8 - 10 Nierenkelchen
- leitet den aus den Sammelrohren kommenden Urin zu den Harnleitern weiter
- hat ein Fassungsvermögen von ca. 5 - 10 ml

Nierenpforte (= *Nierenhilus*)
- liegt am medialen Rand der Niere und ist die Eintrittspforte für die Nierenarterie und für Nerven sowie Austrittsstelle für die Nierenvene, die Harnleiter, Lymphgefäße und Nerven

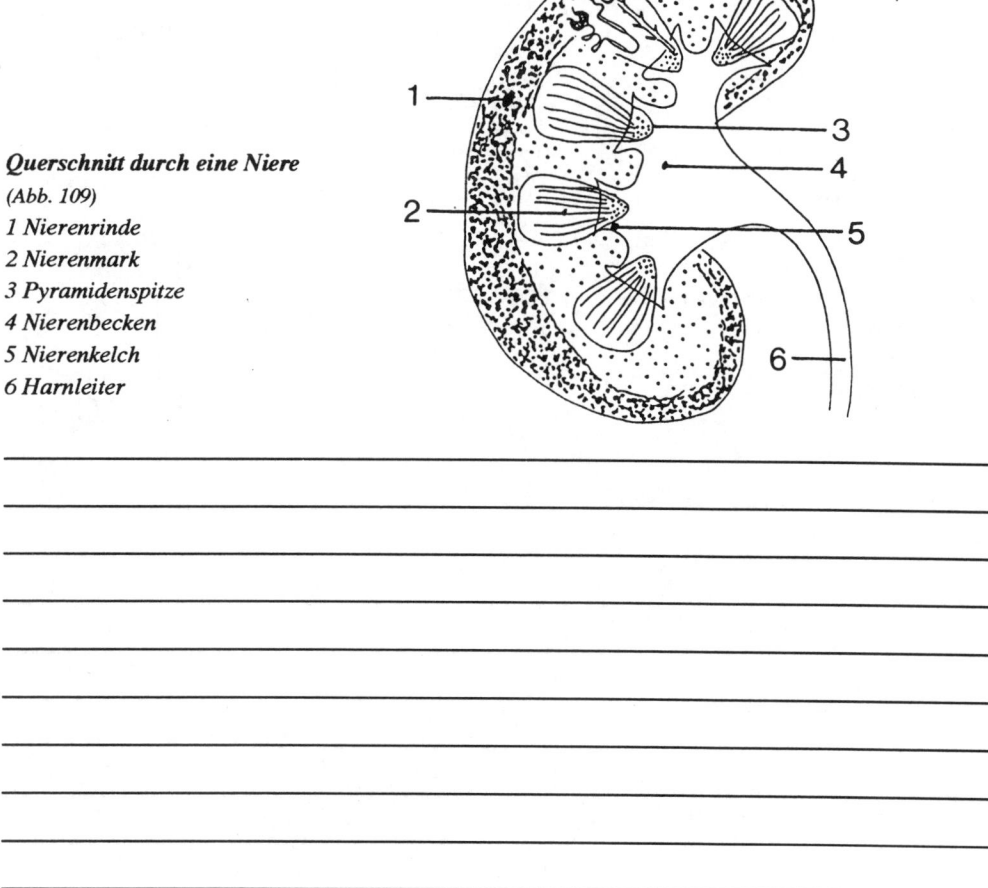

Querschnitt durch eine Niere

(Abb. 109)

1 Nierenrinde
2 Nierenmark
3 Pyramidenspitze
4 Nierenbecken
5 Nierenkelch
6 Harnleiter

Feinbau der Niere

Die Grundbaueinheit der Niere ist das *Nephron*.

Nephron	**=**	**Nierenkörperchen**	**+**	**Harnkanälchen (Tubulus)**
		(= Bowman-Kapsel und Glomerulum)		

Nierenkörperchen

Die Nierenkörperchen (ca. 1 Million pro Niere) liegen in der Rindenschicht der Niere. Jedes Nierenkörperchen wird gebildet aus der sogenannten Bowman-Kapsel und einem feinen Kapillarnetz (*Glomerulum*). Die Kapillarschlingen vereinigen sich wieder zu einem Gefäß, das die *Bowman-Kapsel* verläßt. Der Durchmesser des zuführenden Gefäßes ist viel größer als der Durchmesser des abführenden Gefäßes.

Nierenkanälchen (= *Tubulus*)

Das Nierenkanälchen wird unterbrochen durch ein haarnadelförmiges, sehr dünnes Kanalstück, die sogenannte *Henle-Schleife*. Die Nierenkanälchen münden in Sammelrohre, die im Nierenmark liegen und alle auf den Nierenpapillen in das Nierenbecken münden (siehe Abb. 110-111).

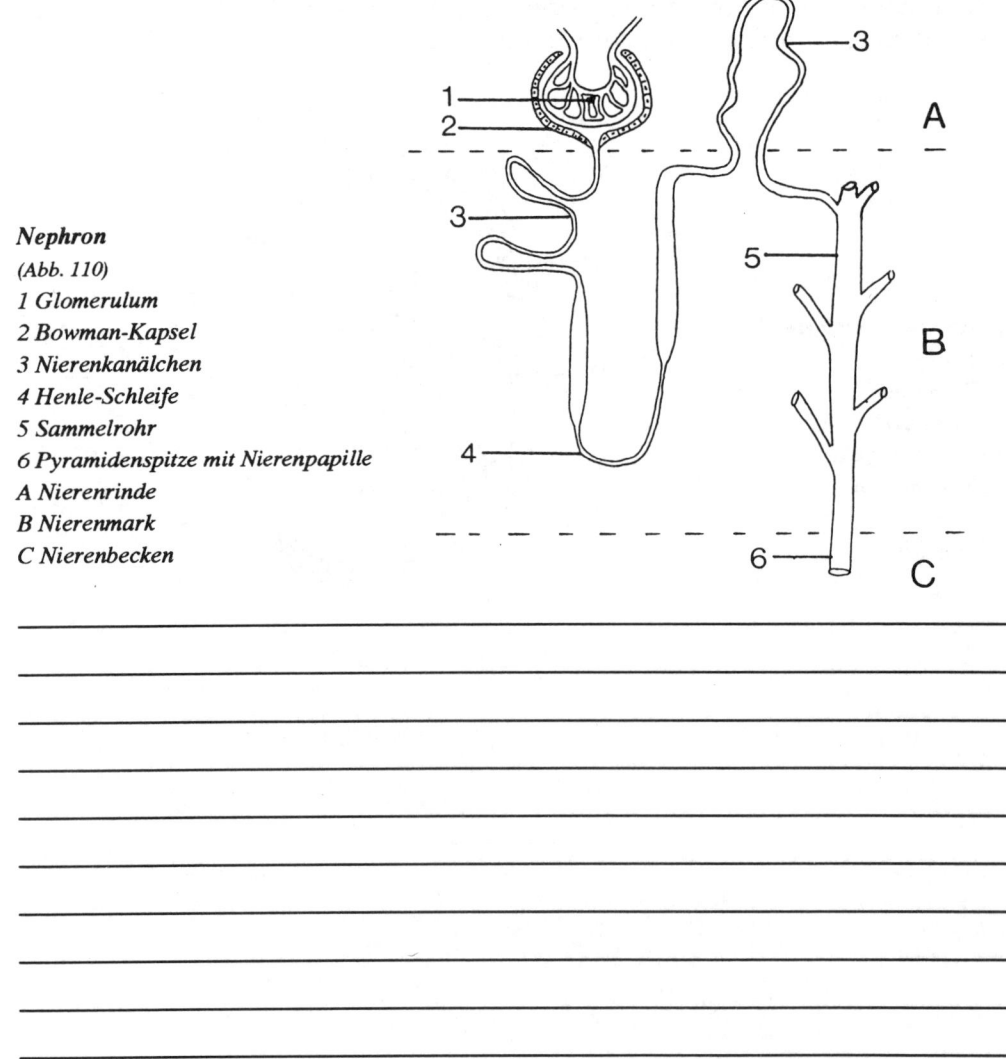

Nephron
(Abb. 110)
1 Glomerulum
2 Bowman-Kapsel
3 Nierenkanälchen
4 Henle-Schleife
5 Sammelrohr
6 Pyramidenspitze mit Nierenpapille
A Nierenrinde
B Nierenmark
C Nierenbecken

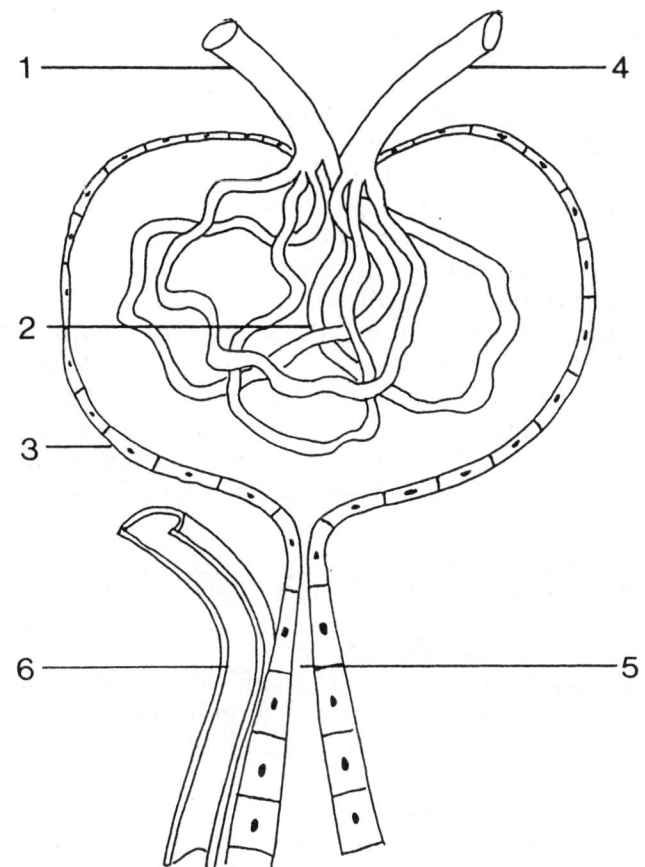

Nierenkörperchen
(Abb. 111)
1 zuführende Arteriole
2 (Kapillarnetz) Glomerulum
3 Bowman-Kapsel
4 abführendes Gefäß
5 Nierenkanälchen (Tubulus)
6 rückresorbierendes Gefäß

Funktionen der Niere
- Ausscheidung von Stoffwechselendprodukten (Harnstoff, Harnsäure, Kreatinin)
- Regulierung des Säure- und Basengleichgewichts im Blut (Neutralisierung und Ausscheidung überschüssiger alkalischer oder saurer Substanzen)
- Regulierung des Wasser- und Elektrolythaushaltes (Aufrechterhaltung des gleichmäßigen osmotischen Drucks durch Regulierung der Natrium-, Chlorid-, Kalzium-, Kalium- und Phosphatausscheidung)
- Ausscheidung von toxischen Substanzen
- Ausscheidung von Hormonen und Vitaminen
- Ausscheidung von Medikamenten

7.2. Harnbildung

Zur Harnbildung wird die Niere mit etwa 20% des arteriellen Blutes (= ca. 1500 Liter Blut) versorgt.

Die Harnbildung beginnt in den Nierenkörperchen.

Durch das Kapillarnetz (= *Glomerulum*) wird in 24 Stunden ca. 180 Liter Erstharn (= *Primärharn*) in die Bowman-Kapsel gepreßt.

Der **Primärharn** entspricht in seiner Zusammensetzung dem Blutplasma, enthält aber keine Eiweißkörper.

Von den Nierenkörperchen fließt der Primärharn durch die Nierenkanälchen und das Sammelrohr in das Nierenbecken. Auf dem Weg zum Nierenbecken werden dem Primärharn, die für den Körper wertvollen Stoffe wie Wasser, Zucker, Aminosäuren und Mineralien wieder entzogen und den Kapillargefäßen zugeführt. Diese Rückresorption erfolgt zum Teil osmotisch, zum Teil aktiv durch das in der Hirnanhangsdrüse gebildete Hormon Adiuretin.

7.3. Harnleiter (= *Ureter*)

Lage und Bau der Harnleiter
Die beiden Harnleiter sind röhrenförmige, aus glatter Muskulatur aufgebaute Verbindungsstücke zwischen Nierenbecken und Hinterseite der Harnblase. Sie sind ca. 30 cm lang und liegen hinter dem Bauchfell (= *retroperitoneal*).

Funktion der Harnleiter
Die Harnleiter transportieren durch peristaltische Bewegungen den Urin vom Nierenbecken in die Blase (pro Stunde ca. 50 ml).

7.4. Harnblase (= *Vesica urinaria*)

Lage und Bau der Harnblase
Die Harnblase liegt hinter der Schambeinfuge im kleinen Becken. Sie liegt außerhalb des Bauchfells (= *extraperitoneal*), nur der Blasenscheitel wird von Bauchfell überzogen. Die gefüllte Blase ist oberhalb der Schambeinfuge tastbar. Die Blasenwand besteht aus glatten Muskelfasern, ist also unserem Willen nicht unterworfen.

Am Blasenhals liegt der innere unwillkürliche Blasenschließmuskel. Der äußere unwillkürliche Blasenschließmuskel wird von der quergestreiften Muskulatur des Beckenbodens gebildet.

Funktion der Harnblase

Die Harnblase hat die Aufgabe den von den Nieren kommenden Urin zu sammeln. Die Blase hat ein physiologisches Fassungsvermögen von ca. 250 bis 400 ml. Bei einer Blasenfüllung von ca. 350 öffnet sich der innere (unwillkürliche) Blasenschließmuskel und es entsteht Harndrang, der jedoch mit dem äußeren (willkürlichen) Schließmuskel zurückgehalten werden kann. Die bewußte Blasenentleerung wird durch eine Druckerhöhung im Bauchraum durch Betätigung der Bauchpresse ausgelöst.

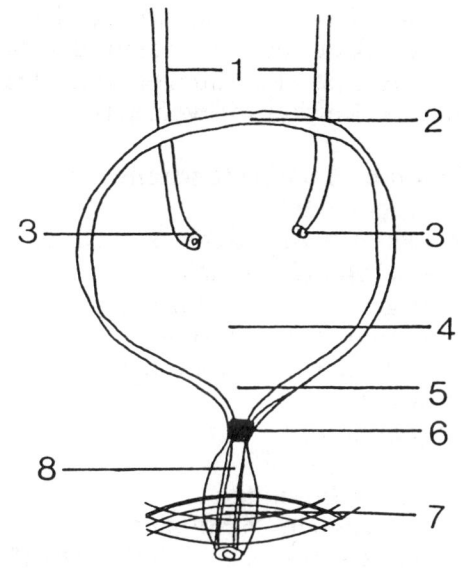

Harnblase (Vesica urinaria)

(Abb. 112)

1 Harnleiter (Ureter)

2 Blasenscheitel (Blasendach)

3 Ostien (Mündungsstelle der Harnleiter)

4 Blasengrund

5 Blasenhals (Blasenausgang)

6 innerer Blasenschließmuskel (unwillkürlich)

7 äußerer Blasenschließmuskel (willkürlich)

8 Harnröhre (Urethra)

7.5. Harnröhre (= *Urethra*)

Lage und Bau der Harnröhre

Bei Frauen:

- ca. 4 cm langer Bindegewebsschlauch zwischen der Blase und dem Scheidenvorhof

Bei Männern:

- ca. 25 cm langer Bindegewebsschlauch zwischen der Blase und dem Ende des Gliedes, der im ersten Teil hinter dem Blasenhals von der Prostata (Vorsteherdrüse) umgeben ist

- im Bereich der Prostata mündet der Samenleiter in die Harnröhre

Funktionen der Harnröhre
- durch die Harnröhre wird der Urin entleert
- den Vorgang der Blasenentleerung nennen wir *Miktion*
- bei Männern wird durch die Harnsamenröhre auch der Samen entleert

7.6. Harnausscheidung

Der im Nierenbecken ankommende Urin (= *Sekundärharn*) wird über die ableitenden Harnwege ausgeschieden.
Wichtigster Bestandteil des Sekundärharns ist der *Harnstoff*.
Harnstoff ist ein Abbauprodukt des Eiweißstoffwechsels. Er wird in der Leber gebildet. Ferner enthält der Sekundärharn Harnsäure und Kreatinin.
Harnsäure ist ein Abbauprodukt des Zellkerns. **Kreatinin** ist ein Abbauprodukt des Muskelstoffwechsels.

Normale Harnbestandteile
- Wasser ca. 97%
- stickstoffhaltige Schlacken ca. 30 - 40 Gramm täglich (= Harnstoff, Harnsäure, Kreatinin)
- anorganische Substanzen ca. 15 Gramm täglich (= Kochsalz, Kalium, Ammoniak, Magnesium)
- Harnfarbstoffe (Urobilinogen, Urobilin, Urochrome)
- Hormone
- Vitamine

Urinausscheidung
- Urinmenge in 24 Stunden = 1500 - 1800 ml
- Blasenentleerungen (Miktionshäufigkeit) in 24 Stunden = 3 - 4 Miktionen
- Harnmenge pro Blasenentleerung = 250 - 400 ml

Harnfarbe, Harnkonzentration, Harnreaktion
Harnfarbe
- hellgelb bis dunkelgelb, durchsichtig, klar
- bei reichlicher Flüssigkeitszufuhr = wasserhell
- bei reduzierter Flüssigkeitszufuhr = dunkelgelb bis bräunlich
Harnkonzentration
- das spezifische Gewicht des Urins beträgt normalerweise 1012 - 1024
Harnreaktion
- normal = schwach sauer (pH 6)
- bei eiweißreicher Kost = sauer (pH bis 4,8)
- bei vegetarischer Kost = alkalisch (pH bis 7,2)

8. Geschlechtssystem

Aufgaben des Geschlechtssystems
- hormonelle Steuerung zur Entwicklung der sekundären
  Geschlechtsmerkmale
- Bildung und Reifung der Samen- und Eizellen
- Fortpflanzung

Primäre Geschlechtsorgane
- innere und äußere Geschlechtsorgane der Frau
- innere und äußere Geschlechtsorgane des Mannes

Sekundäre Geschlechtsmerkmale
Durch vermehrte Produktion von Geschlechtshormonen kommt es ab dem 12. - 13. Lebensjahr (= *Pubertät*) zur Ausbildung der sekundären Geschlechtsmerkmale (Achsel- und Schambehaarung, Brüste, Regelblutung, Entwicklung des Beckens und Skelettbaus, Stimmbruch, Bartwuchs, Wachstum der primären Geschlechtsorgane).

8.1. Männliches Genitalsystem

Innere Geschlechtsorgane

Hoden (= *Testes*)
Nebenhoden (= *Epididymis*)
Samenleiter (= *Ductus deferens*)
Bläschendrüsen bzw. Samenbläschen (= *Vesicula seminalis*)
Vorsteherdrüse (= *Prostata*)

Äußere Geschlechtsorgane

Hodensack (= *Skrotum*)
männliches Glied (= *Penis*)

_____

_____

_____

_____

_____

_____

_____

_____

_____

_____

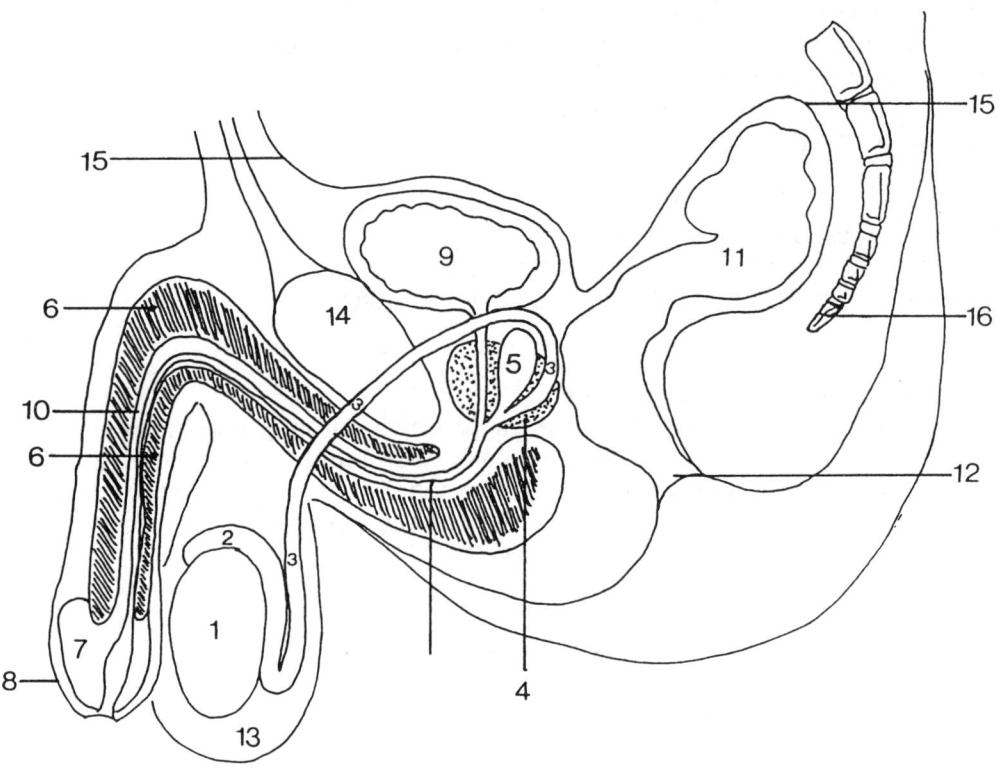

Männliche Geschlechtsorgane
(seitlich)
(Abb. 113)

1 Hoden	*7 Eichel mit Schwellkörper*	*13 Hodensack*
2 Nebenhoden	*8 Vorhaut*	*14 Schambein (Symphyse)*
3 Samenleiter	*9 Harnblase*	*15 Bauchfell (Peritoneum)*
4 Vorsteherdrüse (Prostata)	*10 Harnsamenröhre*	*16 Steißbein*
5 Bläschendrüse	*11 Mastdarm*	
6 Glied mit Schwellkörper	*12 Afteröffnung*	

Hoden (= *Testes*)

Lage und Bau
Die Hoden sind paarig angelegte, pflaumengroße Organe. Sie befinden sich außerhalb der Bauchhöhle im Hodensack. Zur Bildung von Samenzellen ist eine geringere Temperatur als in der Bauchhöhle notwendig.
Die Hoden sind durch die Samenleiter, die in den Samensträngen liegen, mit der Prostata verbunden.
Die Hoden besitzen zahlreiche gewundene Kanälchen (= *Hodenkanälchen*), die am oberen Pol des Hodens in den Nebenhoden (= *Epididymis*) münden. Zwischen den Hodenkanälchen befinden sich hormonproduzierende Zellen (= *Leydigsche Zwischenzellen*). Die Nebenhoden gehen über in den Samenleiter.

Aufgabe und Funktion
In den Kanälchen der Hoden entstehen aus den Ursamenzellen die Samenfäden (= *Spermien*) mit einem halben Chromosomensatz.
Die Nebenhoden speichern die reifen Samenfäden und geben sie beim Samenerguß (= *Ejakulation*) an den Samenleiter ab.
Von den Leydigschen Zwischenzellen wird das männliche Geschlechtshormon Testosteron gebildet.

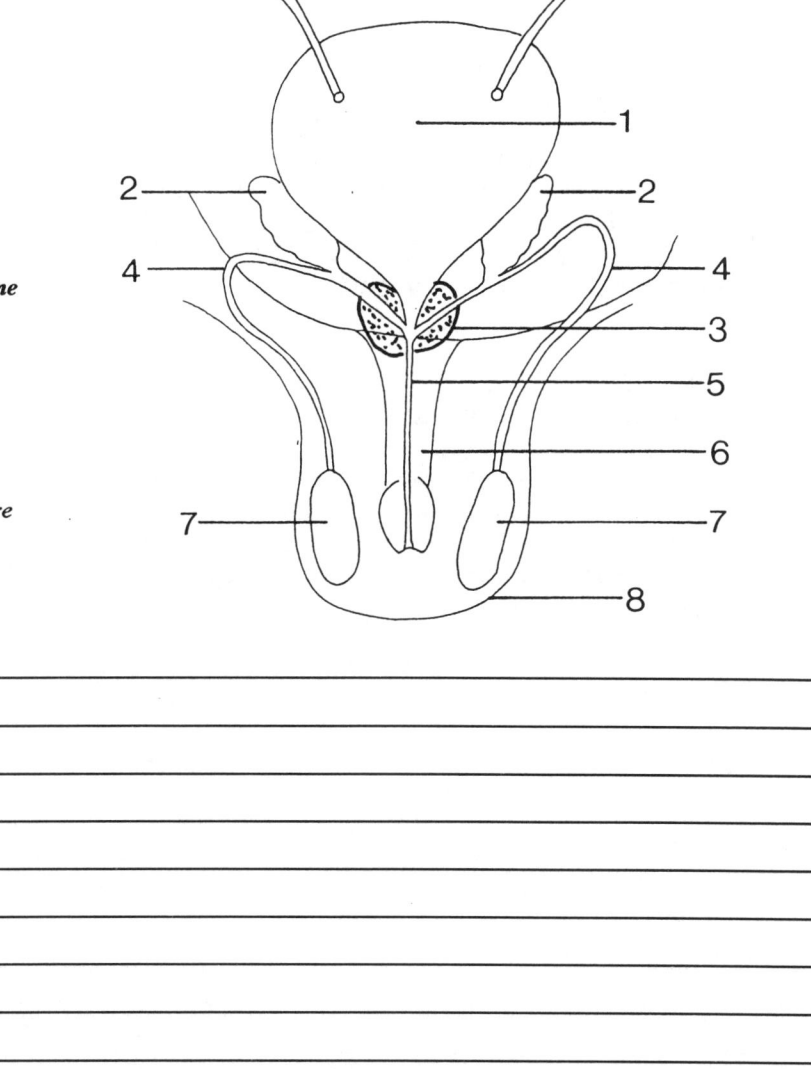

Männliche
Geschlechtsorgane
(von vorne)
(Abb. 114)
1 Blase
2 Samenbläschen
3 Prostata
4 Samenleiter
5 Harnsamenröhre
6 Penis
7 Hoden
8 Hodensack

Samenfäden (= *Spermien*)

Die Samenfäden sind Zellen mit einem beweglichen Schwanz, der ihnen eine aktive Fortbewegung von der weiblichen Scheide bis zum Ende der Eileiter ermöglicht. Im Kopf der Samenfäden befindet sich ein halber Chromosomensatz, der das männliche Erbmaterial (= *Gene*) enthält. Pro Samenerguß werden etwa 150 - 300 Millionen Samenfäden ausgestoßen.

In den Geschlechtsorganen der Frau haben die Samenfäden eine Lebensdauer von ca. 32 Stunden. Samenfäden, die keine weibliche Eizelle befruchten, werden von den weißen Blutkörperchen der Frau aufgenommen (= *Phagozytose*).

Samenfaden

(Abb. 115)

1 Kopf mit Zellkern

2 Mittelstück

3 Schwanz

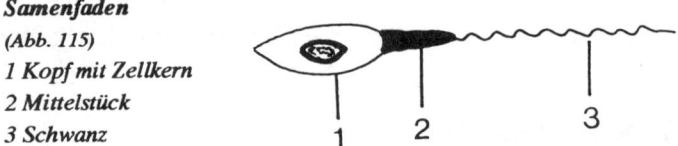

Samenleiter (= *Ductus deferens*)

Die Samenleiter sind die Verbindung zwischen den Nebenhoden und der Prostata. Sie verlaufen im Samenstrang und nehmen unmittelbar vor der Prostata die Ausführungsgänge der Bläschendrüsen auf. Die Bläschendrüsen produzieren ein alkalisches Sekret.

Vorsteherdrüse (= *Prostata*)

Die Prostata liegt am Blasenausgang. Im Zentrum der Prostata verläuft die männliche Harnsamenröhre (= *Urethra*). Samenleiter und Ausführungsgänge der Prostata münden auf dem Samenhügel in die Harnsamenröhre.

Prostata und Bläschendrüsen produzieren ein alkalisches Sekret, welches den aus den Nebenhoden kommenden Samenfäden beigemischt wird und sie vor der Säure in der weiblichen Scheide schützt und außerdem die Beweglichkeit der Samenzellen steigert.

Männliches Glied (= *Penis*)

Das männliche Glied dient der Urin- und Samenausscheidung und der Begattung (= *Begattungsorgan*).

Das Glied enthält Schwellkörper, die zur Aufrichtung *(= Erektion)* des Gliedes prall mit Blut gefüllt werden. Die Harnsamenröhre mündet vorn auf der Eichel (= *Glans penis*). Die Eichel wird von einer beweglichen Hautfalte, der Vorhaut (= *Praeputium*), umgeben und geschützt und gilt als sexuelles Reizorgan.

Hodensack (= *Skrotum*)

Der Hodensack ist eine Hautfalte unterhalb des männlichen Gliedes und umschließt die Hoden. Er enthält glatte Muskelfasern, die unserem Willen nicht unterliegen.

Der Hodensack hat die Aufgabe, durch Erschlaffung (bei Wärme) oder Zusammenziehung (bei Kälte), die Temperatur in den Hoden um 2 - 3° C niedriger als die Bauchhöhlentemperatur zu halten. Die geringere Temperatur in den Hoden ist notwendig für die Reifung der Samenfäden.

8.2. Weibliches Genitalsystem

Äußere Geschlechtsorgane (= *Vulva*)

Scheidenvorhof (= *Vestibulum vaginae*)
Bartholin-Drüsen
Große Schamlippen (= *Labium majus*)
Kleine Schamlippen (= *Labium minus*)

Innere Geschlechtsorgane

Eierstöcke (= *Ovar*)
Eileiter (= *Tube*)
Gebärmutter (= *Uterus*)
Scheide (= *Vagina*)

Schamlippen (= *Labien*)

Die großen und die kleinen Schamlippen sind Hautfalten, die den Scheidenvorhof schützen. Der Scheidenvorhof wird durch das Sekret der Bartholin-Drüsen feucht gehalten. Der Scheidenvorhof ist die Mündungsstelle für die Harnröhre und die Scheide. Zwischen den kleinen Schamlippen liegt der Kitzler (= *Klitoris*), der gemeinsam mit den kleinen Schamlippen das sexuelle Reizorgan darstellt.

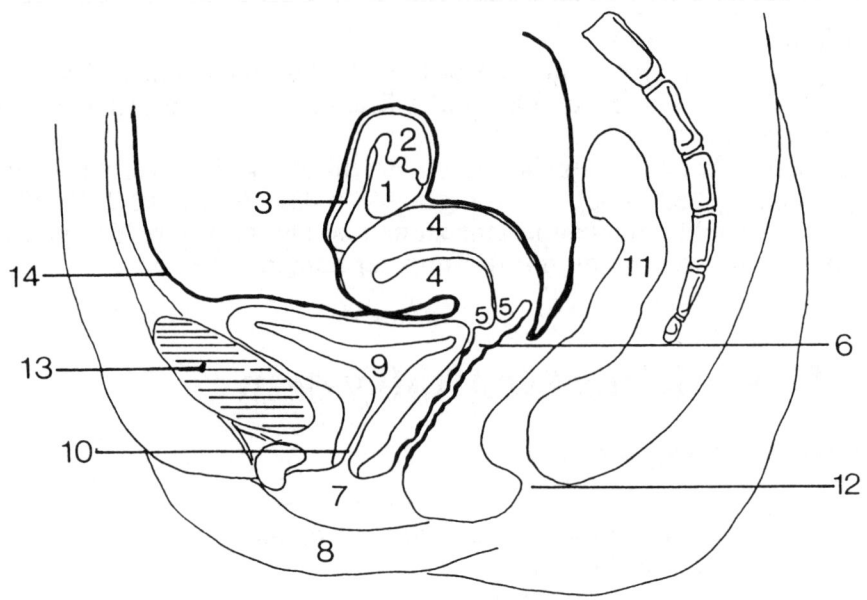

Weibliche Geschlechtsorgane (seitlich)

(Abb. 116)

1 Eierstock	5 Muttermund mit Halsteil	8 Äußere Schamlippen
2 Tubentrichter	der Gebärmutter	9 Harnblase
3 Eileiter	6 Scheide mit hinterem und	10 Harnröhre
4 Gebärmutter	vorderem Scheidengewölbe	11 Mastdarm
	7 Innere Schamlippen	12 Afteröffnung (Anus)
		13 Schambein
		14 Bauchfell (Peritoneum)

Scheide (= *Vagina*)

Die Scheide ist ein ca. 10 cm langer, mit Schleimhaut ausgekleideter Muskelschlauch. Bei Mädchen ist der untere Abschnitt durch eine ringförmige Hautfalte, das Jungfernhäutchen (= *Hymen*) verschlossen. Im Inneren ragt die Gebärmutter mit dem Gebärmuttermund in die Scheide hinein.

In der Scheide herrscht, durch bakteriellen Abbau von Glykogen in Milchsäure, ein saures Milieu, das Bakterien abtötet und Samenzellen lähmt.

Die Scheide nimmt bei der Begattung den Penis auf, der die Samenflüssigkeit im Bereich des äußeren Muttermundes ablagert.

Während der Geburt dient die Scheide als Geburtskanal. Sie kann sich aufgrund ihrer großen Dehnbarkeit stark weiten.

Gebärmutter (= *Uterus*)

Die Gebärmutter ist ein 6 - 7 cm langes muskulöses Hohlorgan. Sie hat die Größe und Form einer Birne. Sie liegt außerhalb des Bauchfells (= *extraperitoneal*) zwischen Blase und Mastdarm.

An der Gebärmutter unterscheidet man den Gebärmutterkörper (= *Corpus uteri*) und den Gebärmutterhals (= *Cervix uteri*). Den in die Scheide ragenden Teil des Gebärmutterhalses nennen wir Portio. Den Eingang zum Gebärmutterhals bezeichnet man als Muttermund.

Der Uterus ist außen von Bauchfell (= *Perimetrium*) überzogen und besteht fast völlig aus kräftiger, äußerst dehnbarer glatter Muskulatur (= *Myometrium*). Innen ist die Gebärmutter mit Schleimhaut (= *Endometrium*) ausgekleidet. Die Schleimhaut ist hormonellen Veränderungen unterworfen.

Eileiter (= *Tubae*)

Die Eileiter (= *Tuben*) sind bleistiftdicke Kanäle, die von der Gebärmutter zu den Eierstöcken verlaufen. Das Ende der Eileiter ist offen und bildet einen sogenannten Fransentrichter, der beim Eisprung das reife Ei aus dem Eierstock aufnimmt. Hier erfolgt auch gegebenenfalls die Befruchtung der Eizelle.

Die Eileiter sind mit einem Flimmerepithel ausgekleidet, welches das befruchtete Ei in ca. 5 - 6 Tagen zur Gebärmutter transportiert.

Eierstöcke (= *Ovarien*)

Die Eierstöcke haben die Form einer Mandel. Sie sind durch Bänder zwischen Gebärmutter und Beckenwand an der Grenze zwischen kleinem und großem Becken aufgehängt.

Die Eierstöcke besitzen zusammen ca. 400.000 Ureizellen (= *Primärfollikel*), von denen während der Geschlechtsreife ca. 300 - 400 Follikel zu reifen Eizellen heranwachsen.

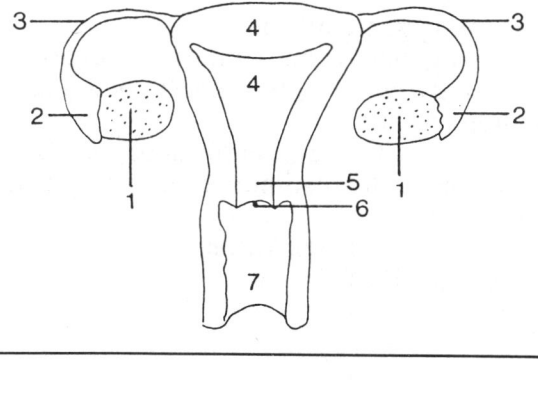

Weibliche Geschlechtsorgane
(schematischer Querschnitt)
(Abb. 117)
1 Eierstöcke (= Ovarien)
2 Fransentrichter
3 Eileiter (= Tuben)
4 Gebärmutter (= Uterus)
5 Gebärmutterhals (= Cervix)
6 Gebärmuttermund (= Portio)
7 Scheide (= Vagina)

Funktion der Eierstöcke

Während der Geschlechtsreife der Frau reift etwa alle 28 Tage aus einem Primärfollikel ein Tertiärfollikel heran und wandern an die Oberfläche der Ovarien. Das Tertiärfollikel wird von einer Flüssigkeitsblase (= *Graafscher Follikel*) umgeben, der die Follikelhormone (= *Östrogene*) enthält. Ein zunehmender Flüssigkeitsdruck bringt den Follikel zum Platzen (= *Follikelsprung = Ovulation*). Die Eizelle wird mit Follikelflüssigkeit ausgeschwemmt und vom Fransentrichter der Eileiter aufgefangen. Das im Eileiter zurückbleibende Follikelepithel wird umgebaut zum Gelbkörper (= *Corpus luteum*). Der Gelbkörper sondert das Gelbkörperhormon (= *Gestagene*) ab.

Kommt es zu **keiner Befruchtung** der Eizelle, hört nach 14 Tagen die Gelbkörperhormonproduktion auf, und es kommt zur Abbruchblutung der Uterusschleimhaut (= *Menstruation*).

Kommt es jedoch zu **einer Befruchtung**, so wird bis zum vierten Schwangerschaftsmonat vom Gelbkörper und danach vom Mutterkuchen Gelbkörperhormon produziert. Durch das Gelbkörperhormon kommt es zum Aufbau der Gebärmutterschleimhaut mit Einlagerung von Nährstoffen, ferner hat das Gelbkörperhormon eine schwangerschaftserhaltende Wirkung.

8.3. Weiblicher Zyklus (= *Menstruationsperiode*)

Beginn der Regelblutung etwa im Alter von 12 bis 13 Jahren (*Erstblutung = Menarche*). Letzte Regelblutung in den Wechseljahren (= *Klimakterium*) etwa im Alter von 50 Jahren (*letzte Regelblutung = Menopause*).

Der Zyklus wird ausgelöst durch Ausschüttung des *follikelstimulierenden Hormons (FSH)* der Hypophyse, unter deren Einfluß die Reifung des Eifollikels und dessen Hormonproduktion im Eierstock angeregt werden. Zum besseren Verständnis beginnen wir jedoch mit der Menstruationsphase:

Menstruationsphase (= *Desquamationsphase*)
- 1. bis 5. Tag
  Gebärmutterschleimhaut
- Abstoßung und Wundblutung der Gebärmutterschleimhaut
  (= *Blutungszeit, Menstruation, Regelblutung, Tage*)
  Hormonwirkung
- Absinken des Gelbkörperhormonspiegels
- Anstieg des follikelstimulierenden Hormons (FSH)
  Eierstöcke
- Rückbildung des Gelbkörpers
- Reifung des Eies

Wucherungsphase der Gebärmutterschleimhaut (= *Proliferationsphase*)
- 6. - 14. Tag
  Gebärmutterschleimhaut
- Neubildung der Gebärmutterschleimhaut (= Endometrium)
- Wucherungsphase der Gebärmutterschleimhaut
  Hormonwirkung
- Anstieg des Follikelhormons (Östrogene)
  Eierstöcke
- Reifung des Eies
- Follikelstadium

Eisprungphase (= *Ovulationsphase*)
- 15. - 16. Tag
  Eierstöcke
- Follikelsprung
  = Eisprung

Sekretionsphase
- 17. bis 28. Tag
  Gebärmutterschleimhaut
- Auflockerung der Uterus-
  schleimhaut
- Einlagerung von Nährstoffen
  (Glykogen, Lipoide) in die
  Uterusschleimhaut
- vermehrte Schleimsekretion
  Hormonwirkung
- Anstieg der Gelbkörper-
  hormonbildung
  Eierstöcke
- Bildung des Gelbkörpers
- Gelbkörperstadium

Weiblicher Zyklus (Abb. 118)

Desquamationsphase	- 1. bis 5. Tag:	*Blutungszeit, Menstruation Absinken des Gelbkörperhormonspiegels*
Proliferationsphase	- 6. bis 15. Tag:	*Neubildung des Endometriums Anstieg des Follikelhormons; Reifung des Eies*
Ovulationsphase	- 15. bis 16. Tag:	*Follikelsprung (Eisprung)*
Sekretionsphase	- 16. bis 28. Tag:	*Auflockerung des Endometriums und Einlagerung von Nährstoffen Anstieg der Gelbkörperhormonbildung*

9. Hormonsystem

Allgemeines

Hormone werden von endokrinen (inkretorischen) Drüsen gebildet und mit dem Blutkreislauf zu den Erfolgsorganen transportiert.

Hormone sind schon in sehr geringer Konzentration wirksam, müssen jedoch ständig neu gebildet werden, da sie im Körper sehr schnell abgebaut (verstoffwechselt) werden. Fast alle Hormone haben einen direkten Gegenspieler (= *antagonistische Hormone*) z.B. Insulin wirkt sinkend auf den Blutzuckerspiegel, während Glukagon eine blutzuckersteigernde Wirkung hat.

Hormone spielen insbesondere eine Rolle beim Wachstum und Stoffwechsel, bei der Fortpflanzung und im emotionalen Bereich.

Die Hormonausschüttung der einzelnen Hormondrüsen wird durch die Hypophyse bzw. die Hypophysenhormone kontrolliert und gesteuert.

Aufteilung

Zu den Hormondrüsen des Menschen zählen:

Hirnanhangdrüse (= *Hypophyse*)
Zirbeldrüse (= *Corpus pineale*)
Schilddrüse (= *Thyreoidea*)
Nebenschilddrüse (= *Epithelkörperchen*)
Bries (= *Thymus*)
Nebenniere (= *Glandula suprarenalis*)
Langerhans-Inseln in der Bauchspeicheldrüse
Eierstock (= *Ovar*)
Hoden (= *Testes*)

Neben den Hormondrüsen gibt es noch hormonproduzierende Zellgruppen in verschiedenen Organen (z.B. Darm, Niere, Mutterkuchen), die sogenannte Gewebshormone produzieren.

Wesentliche Aufgaben des Hormonsystems

In Zusammenarbeit mit dem vegetativen Nervensystem regeln die Hormone die Ernährung, das Wachstum, den Stoffwechsel, die körperliche und psychische Entwicklung bzw. Reifung, die Fortpflanzung und die Leistungsan-

passung. Das vegetative Nervensystem und das endokrine Drüsensystem
unterstehen der Kontrolle des Hypothalamus, der seinerseits von höheren
Zentren des Gehirns gesteuert wird.

Lage der inkretorischen Drüsen

(Abb. 119)
1 Zirbeldrüse
2 Hirnanhangsdrüse
3 Schilddrüse
4 Nebenschilddrüsen
5 Thymusdrüse
6 Nebennieren
7 Langerhans-Inseln
8 Eierstöcke
9 Hoden

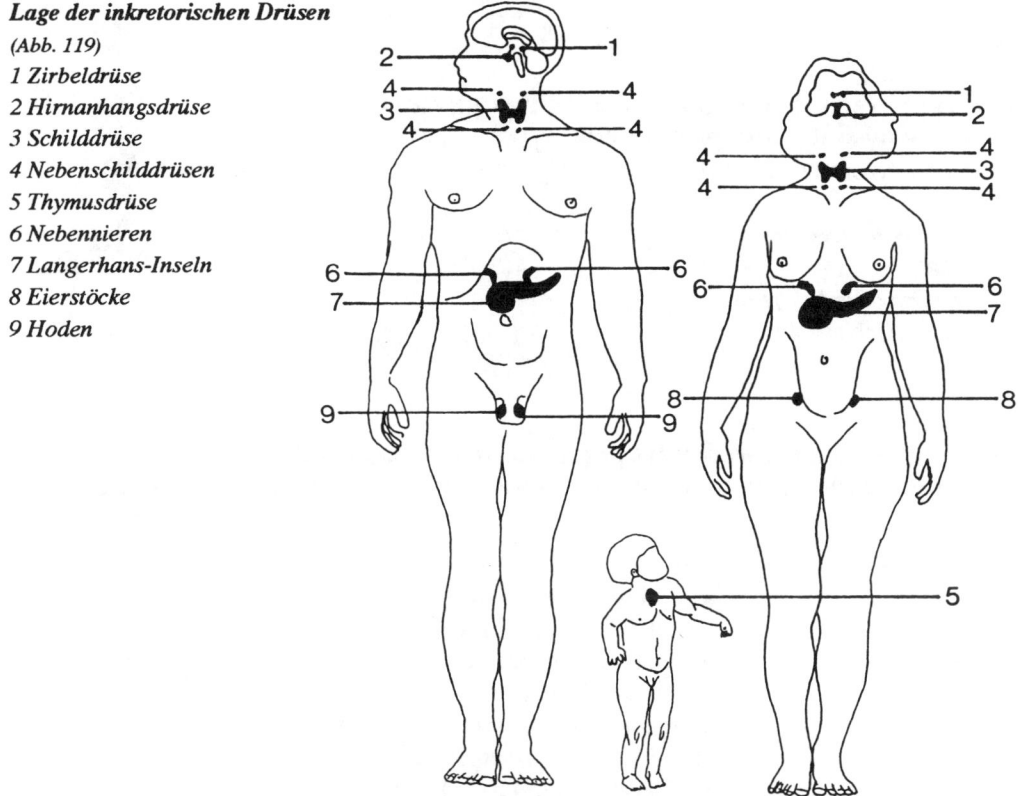

9.1. Hirnanhangsdrüse (= *Hypophyse*)

Allgemeines
Die Hirnanhangsdrüse ist die Zentralstelle der hormonellen Regelung. Von
ihr aus wird die Tätigkeit der meisten anderen Hormondrüsen gesteuert.
Die Hypophyse ihrerseits erhält ihre Befehle vom Hypothalamus.

Lagebeschreibung
Die Hypophyse ist ein erbsengroßes Organ, das in einer Knochenmulde des
Keilbeins, dem sogenannten Türkensattel, liegt.

Lage der Hypophyse
(Abb. 120)
1 Gehirn
2 Hypophyse

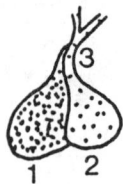

9.2.3
Aufteilung
- Hypophysenvorderlappen (Adenohypophyse)
- Hypophysenhinterlappen (Neurohypophyse)
- Hypophysenstiel (verbindet die Hypophyse mit dem Hypothalamus)

Aufteilung der Hypophyse
(Abb. 121)
1 Hypophysenvorderlappen
2 Hypophysenhinterlappen
3 Stiel

Hormonproduktion des Hypophysenvorderlappens
Vom Hypophysenvorderlappen werden sechs verschiedene Hormone gebildet:

STH	=	**"somatotropes Hormon"** regelt das Wachstum
ACTH	=	**"adrenocorticotropes Hormon"** regelt die Hormonproduktion der Nebennieren
TSH	=	**"Thyreoidea-stimulierendes Hormon"** regelt die Hormonproduktion der Schilddrüse
FSH	=	**"follikelstimulierendes Hormon"** bewirkt die Follikelreifung und regelt die Hormonproduktion des Follikels
LTH	=	**"laktotropes Hormon"** (luteotropes Hormon) regelt die Milchproduktion der Milchdrüsen der weiblichen Brust
LH	=	**"luteinisierendes Hormon"** bewirkt beim Mann die Reifung der Samenzellen und regelt die Hormonproduktion in den Zwischenzellen der Hoden. Bei der Frau bewirkt es die Umwandlung des Follikels zum Gelbkörper und regelt die Hormonproduktion des Gelbkörpers

Hormonproduktion des Hypophysenhinterlappens

Oxytozin	=	dieses Hormon wirkt auf die glatte Muskulatur der Gebärmutter und sorgt für die Wehentätigkeit.
Adiuretin	=	regelt die Rückresorption von Wasser in den Nierenkanälchen, d.h. es konzentriert den Urin. Ferner wirkt es auf die glatte Muskulatur der kleinen Arterien und wirkt damit blutdrucksteigernd.

9.2. Zirbeldrüse (= *Corpus pineale*))

Allgemeines
Die Wirkung der Zirbeldrüse ist noch nicht eindeutig nachgewiesen. Neben ihrem Einfluß auf die Sexualhormonproduktion schreibt man ihr auch einen Einfluß auf die innere Zeitsteuerung zu.
Lagebeschreibung
Die Zirbeldrüse sitzt hinten am Dach des Zwischenhirns.

9.3. Schilddrüse (= *Thyreoidea*)

Allgemeines
Die Schilddrüse ist ein etwa 20 bis 40 g schweres hufeisenförmiges Organ. Sie besteht aus zwei Seitenlappen und einer brückenförmigen Verbindung (= *Isthmus*).
Lagebeschreibung
Die Schilddrüse liegt im Halsbereich vor dem Kehlkopf und der Luftröhre.

Schilddrüse
(Abb. 122)
1 Kehlkopf
2 Luftröhre
3 rechter Seitenlappen
4 linker Seitenlappen
5 Mittellappen

Aufgabe und Funktion
Die Hormone **Trijodthyronin** (T_3) und **Thyroxin** (T_4) haben eine anregende Wirkung auf alle Stoffwechselvorgänge und steigern somit den Grundumsatz.
Das Hormon **Thyreocalcitonin** (= *Kalzitonin*) hemmt, als Gegenspieler des Parathormons aus der Nebenschilddrüse, den zu starken Kalkabbau im Knochen und senkt den Serum-Kalziumspiegel durch vermehrte Kalziumausscheidung über die Nieren.

9.4. Nebenschilddrüse (= *Epithelkörperchen*)

Lagebeschreibung
Die Nebenschilddrüsen sind linsenförmige, kleine Epithelkörperchen, die seitlich oben und unten den Schilddrüsenpolen anliegen.

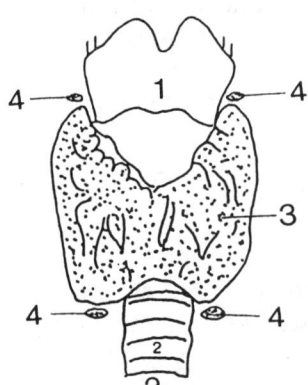

Nebenschilddrüsen
(Abb. 123)
1 Kehlkopf
2 Luftröhre
3 Schilddrüse
4 Nebenschilddrüsen

Aufgaben und Funktionen
Das in den Nebenschilddrüsen produzierte **Parathormon** bewirkt eine Erhöhung des Serum-Kalziumspiegels, eine Kalziumfreisetzung aus dem Knochensystem, eine Kalziumaufnahmesteigerung im Dünndarm und eine Kalziumausscheidungshemmung in den Nieren.

9.5. Thymusdrüse (= *Bries*)

Allgemeines
Der Thymus ist ein Organ von weicher, schwammiger Beschaffenheit, das sich in der ersten Lebensperiode bis zur Zeit der Geschlechtsreife am stärksten entfaltet, sich dann aber im Erwachsenenalter mehr und mehr zurückbildet.

_____

_____

_____

_____

_____

_____

_____

_____

_____

Lagebeschreibung

Der Thymus liegt mit zwei Lappen hinter dem Brustbein im vorderen Mittelfellraum, etwa von der unteren Halsgrenze bis zu den großen Gefäßen und dem Herzbeutel.

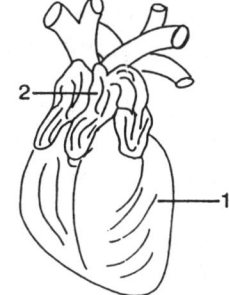

Thymusdrüse
(Abb. 124)
1 Herz
2 Thymusdrüse

Funktion

Der Thymus spielt eine bedeutende Rolle beim Aufbau der Abwehrkräfte des Körpers. Das Hormon **Thymosin** fördert die Neubildung von Lymphozyten in peripheren lymphatischen Geweben.

9.6. Nebennieren (= *Glandula suprarenalis*)

Allgemeines

Auf den oberen Polen der beiden Nieren sitzen kappenartig die beiden Nebennieren. Sie haben ein halbmondförmiges Aussehen und wiegen ca. 12-18 Gramm. Die Nebennieren bestehen aus dem **Nebennierenmark** und der **Nebennierenrinde**.

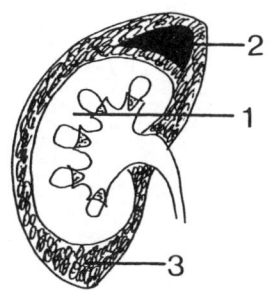

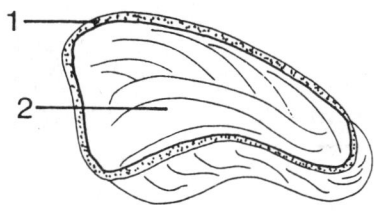

Lage der Nebenniere
(Abb. 125)
1 Niere
2 Nebenniere
3 Fettkapsel

Nebenniere (Querschnitt)
(Abb. 126)
1 Nebennierenrinde
2 Nebennierenmark

_____
_____
_____
_____
_____
_____
_____
_____
_____

Aufbau und Funktion

Die Hormone der **Nebennierenrinde** bezeichnet man als *Kortikoide*.
Man unterscheidet:

Glukokortikoide (z.B. Kortisol) fördern den Umbau von Eiweiß zu Zucker und bewirken eine Erhöhung des Blutzuckerspiegels. Ferner hemmen sie das Zellwachstum (z.B. auch von Tumoren) sowie entzündlich wuchernde Prozesse.

Mineralkortikoide (z.B. Aldosteron) regulieren den Salz-Wasser-Haushalt.

Außerdem produziert die Nebennierenrinde in beiden Geschlechtern eine geringe Menge männlicher Sexualhormone = **Androgene** (z.B. Testosteron).

Im **Nebennierenmark** werden zwei Hormone aufgebaut, das *Noradrenalin* und das *Adrenalin*. Beide zusammen werden auch als *Katecholamine* bezeichnet.

Adrenalin setzt Fettsäuren aus den Fettdepots und Glukose aus den Glykogendepots frei, aktiviert die Blutgerinnung, erhöht den Blutdruck und beschleunigt die Herztätigkeit. **Noradrenalin** wirkt gefäßverengend und blutdrucksteigernd.

9.7. Langerhans-Inseln (= *Pankreas*)

Allgemeines

In der Bauchspeicheldrüse liegen verstreut wie Inseln, inkretorische Drüsen, die wir Langerhans-Inseln nennen. Nach der Zellstruktur und ihrer inkretorischen Aufgabe unterscheiden wir **A-Zellen** (20%) und **B-Zellen** (80%).

Bauchspeicheldrüse

(Abb. 127)

1 Pankreaskopf

2 Pankreaskörper

3 Pankreasschwanz

4 Zwölffingerdarm

Aufgaben und Funktionen

In den Langerhans-Inseln der Bauchspeicheldrüse werden zwei Hormone gebildet:

In den A-Zellen = Glukagon:

Glukagon ist der Insulin-Antagonist, es wirkt blutzuckersteigernd und regt den Abbau von Glykogen an.

In den B-Zellen = Insulin:
Insulin wirkt blutzuckersenkend, ermöglicht den Eintritt von Glukose in die Zellen und den Aufbau von Glukose zu Glykogen. Ferner regt es die Eiweißsynthese an, fördert den Aufbau der Fettspeicher und hemmt den Fettabbau.

9.8. Eierstöcke (= *Ovarien*)
(siehe auch Kapitel 8)

Weibliche Keimdrüsen

(Abb. 128)

1 Eierstöcke (Ovarien)

2 Eileiter (Tuben)

3 Gebärmutter (Uterus)

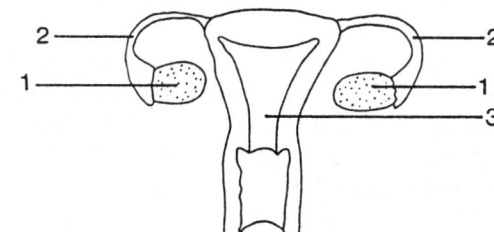

Aufgaben und Funktionen
Der inkretorische Teil der Eierstöcke produziert die *Östrogene* und *Gestagene*. Diese Hormone sind verantwortlich für die Geschlechtsreifung in der Pubertät, die Ausbildung der sekundären Geschlechtsmerkmale, die Steuerung des Menstruationszyklus und für die Schwangerschaftserhaltung.

9.9 Hoden (= *Testes*)
(siehe auch Kapitel 8)

Männliche Keimdrüsen

(Abb. 129)

1 Hoden

2 Samenleiter

3 Bläschendrüsen

4 Prostata

Aufgaben und Funktionen
Die Leydig-Zwischenzellen der Hoden produzieren das Hormon *Testosteron*. Das Testosteron ist verantwortlich für die Geschlechtsdifferenzierung in der Embryonalzeit, die Geschlechtsreifung in der Pubertät, die Ausbildung der sekundären Geschlechtsmerkmale und die Samenreifung.

10. Nervensystem

Allgemeines

Das Nervensystem besteht aus Nervenzellen (= *Ganglienzellen*) und Nervenfasern. Jede Nervenzelle entsendet einen (bis zu einem Meter) langen Fortsatz (= *Neurit*) und mehrere kurze Fortsätze (= *Dendrit*). Der lange Nervenfortsatz ist meistens von einer isolierenden Hülle (= *Markscheide*) umgeben. Die Verbindung zwischen zwei Nervenzellen nennen wir Synapse.

Viele Nervenfasern sind miteinander durch Bindegewebe verbunden und bilden so einen Nerv. Die feinsten Nerven sind mikroskopisch dünne Fäden, die stärksten Nerven sind so dick wie ein Bleistift.

Motorische Nerven bringen Befehle vom Gehirn in den Körper.

Sensible Nerven bringen Informationen vom Körper zum Gehirn.

In großen Mengen sind Nervenzellen im Zentralnervensystem (Gehirn und Rückenmark) und in den sogenannten Ganglien angehäuft. Ganglien sind knotenartige nervöse Gebilde, welche im ganzen Körper verstreut sind. Eine Kette von Ganglien, die durch Nervenfasern miteinander verbunden sind, bilden den zu beiden Seiten der Wirbelsäule liegenden Grenzstrang des vegetativen Nervensystems.

Die **Markscheiden** verleihen den markhaltigen Nerven eine weiße Farbe. Marklose Nerven und Ganglienzellen sind grau. Wir unterscheiden im Rückenmark und Gehirn eine hauptsächlich aus markhaltigen Nerven bestehende weiße Substanz und eine aus Ganglienzellen und marklosen Nervenfasern zusammengesetzte graue Substanz. Die graue Substanz bildet beim Gehirn die äußere Schicht, die graue Hirnrinde. Die weiße Substanz bildet das innen gelegene Marklager. Im Rückenmark ist die weiße Substanz außen und die graue Substanz innen.

Wir unterscheiden die drei nachfolgenden **Hauptabteilungen des Nervensystems**, die jedoch nur als Einheit funktionsfähig sind.

Zentrales Nervensystem (ZNS)	=	Gehirn und Rückenmark
Peripheres Nervensystem (PNS)	=	Hirnnerven und Rückenmarksnerven
Vegetatives Nervensystem (VNS)	=	Sympathikus und Parasympathikus

---

10.1. Zentrales Nervensystem

Gehirn (= *Enzephalon*)

Es besteht aus:

> **Endhirn** mit zwei Großhirnhälften und dem limbischen System
> **Zwischenhirn** mit Hypophyse und Hypothalamus
> **Mittelhirn**
> **Hinterhirn** mit Kleinhirn und Brücke
> **Nachhirn** mit verlängertem Rückenmark

Rechte Hälfte des Gehirns (Querschnitt)
(Abb. 130)
A Großhirn
B Zwischenhirn
C Hinterhirn
D Rückenmark
1 Kleinhirn
2 verlängertes Mark
3 Brücke
4 Hirnanhangsdrüse
5 Hypothalamus
6 Balken
7 Zirbeldrüse

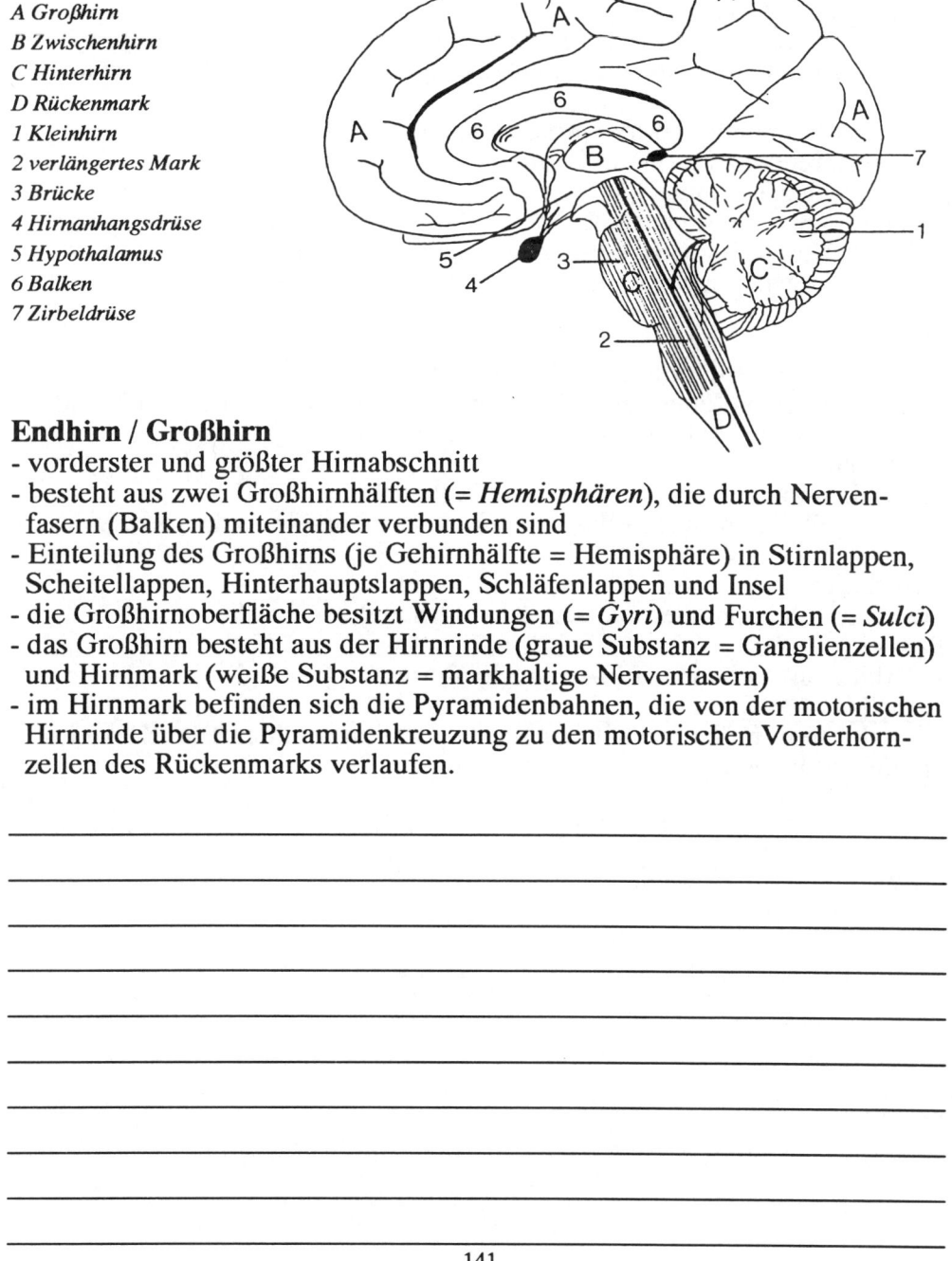

Endhirn / Großhirn
- vorderster und größter Hirnabschnitt
- besteht aus zwei Großhirnhälften (= *Hemisphären*), die durch Nervenfasern (Balken) miteinander verbunden sind
- Einteilung des Großhirns (je Gehirnhälfte = Hemisphäre) in Stirnlappen,
  Scheitellappen, Hinterhauptslappen, Schläfenlappen und Insel
- die Großhirnoberfläche besitzt Windungen (= *Gyri*) und Furchen (= *Sulci*)
- das Großhirn besteht aus der Hirnrinde (graue Substanz = Ganglienzellen)
  und Hirnmark (weiße Substanz = markhaltige Nervenfasern)
- im Hirnmark befinden sich die Pyramidenbahnen, die von der motorischen
  Hirnrinde über die Pyramidenkreuzung zu den motorischen Vorderhorn-
  zellen des Rückenmarks verlaufen.

_____

_____

_____

_____

_____

_____

_____

_____

_____

Aufgaben
- Sitz des Verstandes
- Sitz des Gedächtnisses
- Wahrnehmung aller Sinnesempfindungen
- Ursprung aller bewußter und vieler unbewußter Handlungen

limbisches System
- liegt um den Balken des Großhirns
- Wirkungsort der Psychopharmaka

Aufgaben
- Beeinflussung von Emotionen, Motivationen, Trieben

Zwischenhirn
- liegt zwischen den beiden Großhirnhälften
- zum Zwischenhirn gehört der Hypothalamus und der Thalamus
- eine Ausstülpung des Hypothalamus bildet den Hinterlappen der Hirnanhangsdrüse (*Hypophyse / Neurohypophyse*)

Aufgaben des Hypothalamus
- oberste Befehlsstelle des autonomen Nervensystems (Wasserhaushalt,
  Kreislaufregulation, Wärmeregulation, Appetitregulation, Wach-Schlaf-
  Rhythmus)
- Steuerzentrum aller hormonproduzierender Drüsen
- Absonderung der Hormone Oxytocin und Adiuretin

Aufgaben des Thalamus
- Sammel- und Umschaltstelle für Gefühls- und Sinneswahrnehmungen
  (Sehen, Hören, Riechen, Geschmack, Temperaturempfindungen, Tast-
  empfindungen, Schmerzempfindungen)

Mittelhirn
- liegt zwischen Hinterhirn und Zwischenhirn
- wird von einem Längskanal, dem Aquädukt durchzogen, der den 3. und
  den 4. Hirnventrikel verbindet

Aufgaben
- Koordinationszentrum für Hör- und Sehbahnen
- Schaltstelle für Abwehrreflexe aus akustischen und optischen Reizen

Hinterhirn
- es setzt sich zusammen aus dem Kleinhirn und der Brücke

Brücke (= *Pons*)
- Verbindung zwischen Groß- und Kleinhirn

Aufgaben
- Schaltstation für Nervenbahnen, die die Großhirnrinde mit der Kleinhirn-
  rinde verbindet

Kleinhirn
- ist durch Stiele mit dem Mittelhirn, der Brücke und dem verlängerten Mark verbunden
- besteht aus Ringen mit Nervenzellkernen (graue Nervensubstanz) und Mark mit Leitungsbahnen (weiße Nervensubstanz)
Aufgaben
- Sammelstelle der nervösen Meldungen aus dem Labyrinth (ermöglicht die Orientierung im Raum)
- Meldestelle für Tastsinn und Tiefensensibilität
- Überprüfungsstelle für motorische Funktionen (Muskelkraft, Muskelspannung, Muskelkoordination, Feinmotorik)

Nachhirn / verlängertes Mark (= *Medulla oblongata*)
- Sitz der Pyramidenkreuzung (Pyramidenbahnen kreuzen hier von recht nach links, bzw. links nach rechts)
- als Übergangsstück zwischen Gehirn und Rückenmark verläßt es die Schädelgrube durch das Hinterhauptloch
Aufgaben
- Weiterleitung der sensiblen und motorischen Nervenfasern
- enthält Parasympathikusfasern für den Atemtrakt, das Herz-Kreislauf-System und die Verdauungsorgane
- Sitz des Atemzentrums (Autorhythmie der Atmung)
- Regulierung der Blutgefäßstellung (eng oder weit) = Vasomotorenzentrum
- Steuerung folgender Reflexe (Saug-, Schluck-, Brech-, Nies-, Husten-, Korneal- und Lidschlußreflex)

Gehirnhäute
Das Gehirn, bereits geschützt durch die Schädelknochen, wird noch zusätzlich von den drei nachfolgenden Membranen (= *Hirnhäuten*) umgeben:

harte Hirnhaut (Dura mater)	= äußerste Hirnschicht, die fest mit der Knochenhaut des Schädels verwachsen ist
Spinnwebenhaut (Arachnoidea)	= liegt zwischen harter Hirnhaut und weicher Hirnhaut = zwischen Spinnwebenhaut und weicher Hirnhaut befindet sich der mit *Liquor* gefüllte *Subarachnoidalraum*
weiche Hirnhaut (Pia mater)	= überzieht als innerste Schicht direkt die Großhirnrinde

Gehirnflüssigkeit (= *Liquor*)

Zwischen den Hirn- und Rückenmarkshäuten sowie in den Hirnkammern befindet sich klare, wäßrige Gehirnflüssigkeit (*Liquor*), die von einem Blutgeflecht abgesondert wird und Gehirn und Rückenmark umspült und schützt.

Rückenmark (= *Medulla spinalis*)

Das Rückenmark ist ein etwa kleinfingerdicker Strang. Es entspringt aus dem verlängerten Mark des Gehirns und liegt im Wirbelkanal der Wirbelsäule. Es wird wie das Gehirn, von drei Häuten geschützt und endet in der Höhe des zweiten Lendenwirbels. Zwischen den Wirbeln treten 31 Paar Rückenmarksnerven in das Rückenmark ein bzw. aus.
Der Querschnitt des Rückenmarks läßt eine graue und eine weiße Substanz erkennen.

graue Substanz

- liegt im Zentrum des Rückenmarks und bildet die Form eines Schmetterlings (Flügel = Hörner) und besteht überwiegend aus Nervenzellen
- aus den **Vorderhörnern** gehen die motorischen Wurzeln der Spinalnerven hervor (motorische Nerven leiten Signale vom Gehirn und Rückenmark in den Körper)
- in die **Hinterhörner** treten die sensiblen Wurzeln der Spinalnerven ein (sensible Nerven leiten Signale aus dem Körper zum Rückenmark und zum Gehirn)
- die **Seitenhörner** enthalten Nervenzellen des vegetativen Nervensystems

weiße Substanz

- umgibt die graue Substanz und enthält lange und kurze, markhaltige Fasern
- die **kurzen Fasern** dienen der Reflexübermittlung (**Reflexe** sind unwillkürliche Übertragungen eines Reizes von einer sensiblen Nervenbahn auf eine motorische Nervenbahn)
- die **langen Fasern** leiten Reize zum Gehirn oder in den Körper

Rückenmarkshäute

harte Rückenmarkshaut (= *Dura mater spinalis*)
- überzieht den Wirbelkanal als fester bindegewebiger Sack (= *Duralsack*)
- beginnt am Hinterhauptloch und endet am 2. Kreuzbeinwirbel
Spinnwebenhaut (= *Arachnoidea spinalis*)
- liegt zwischen Duralsack und weicher Rückenmarkshaut

weiche Rückenmarkshaut (= *Pia mater spinalis***)**
- überzieht die Oberfläche des Rückenmarks
- zwischen Spinnwebenhaut und weicher Rückenmarkshaut liegt der mit
  Liquor gefüllte Subarachnoidalraum

Rückenmark (Querschnitt)
(Abb. 131)
1 weiße Substanz
  (besteht überwiegend aus Nervenzellen)
2 graue Substanz
  (enthält markhaltige Fasern und dient
  der Reflexübermittlung und Reizweiter-
  leitung zum Gehirn)
3 Hinterwurzel
  (leitet Signale aus der Peripherie
  zum Gehirn)
4 Vorderwurzel
  (leitet Signale vom Gehirn zur Peripherie)
5 gemischter Rückenmarksnerv

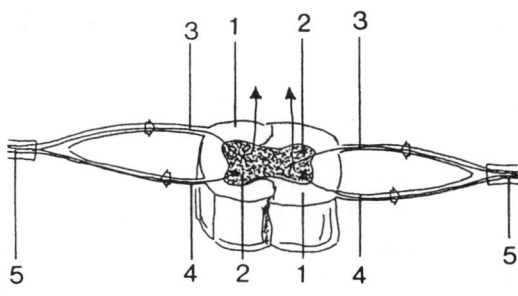

10.2. Peripheres Nervensystem

Das periphere Nervensystem besteht aus den Hirn- und Rückenmarksnerven. Die peripheren Nerven verbinden Gehirn und Rückenmark mit allen Bezirken des Körpers. Die afferenten Nervenfasern bringen Erregungen von sensiblen Endstellen zum Rückenmark und Gehirn. Die efferenten Nervenfasern leiten Erregungen vom Zentralnervensystem in den Körper.

An der Basis des Hirns treten **12 Paar Hirnnerven** aus. Sie verlassen den Schädel durch verschiedene Öffnungen. Mit Ausnahme des Geruchsnerven und des Sehnerven entspringen alle Hirnnerven aus dem verlängerten Mark.

Hirnnerven:

I.	Riechnerv
II.	Sehnerv
III.	Gemeinsamer Augenmuskelnerv
IV.	Oberer Augenmuskelnerv
V.	Dreiteiliger Nerv (N. trigeminus)
VI.	Äußerer Augenmuskelnerv
VII.	Gesichtsnerv (N. facialis)
VIII.	Hör- und Gleichgewichtsnerv
IX.	Zungen-Rachennerv
X.	Herumschweifender Nerv (N. vagus)
XI.	Begleitnerv
XII.	Zungennerv

Die **Rückenmarksnerven** (= *Spinalnerven*) sind paarig angelegt. Sie bilden sich aus Nervenfasern, die vom Rückenmark kommen und den Wirbelkanal beiderseits durch die Zwischenwirbellöcher verlassen.

Rückenmark und
austretende Rückenmarksnerven
(Abb. 132)

1 *Großhirn*
2 *Kleinhirn*
3 *Rückenmark*
4 *Halsnerven (N. cervicales)*
5 *Oberarmnervengeflecht (Plexus brachialis)*
6 *Speichennerv (N. radialis)*
7 *Ellennerv (N. ulnaris)*
8 *Ischiasnerv (N. ischiadicus)*
9 *Oberschenkelnerv (N. femoralis)*
10 *Wadenbeinnerv (N. peronaeus)*

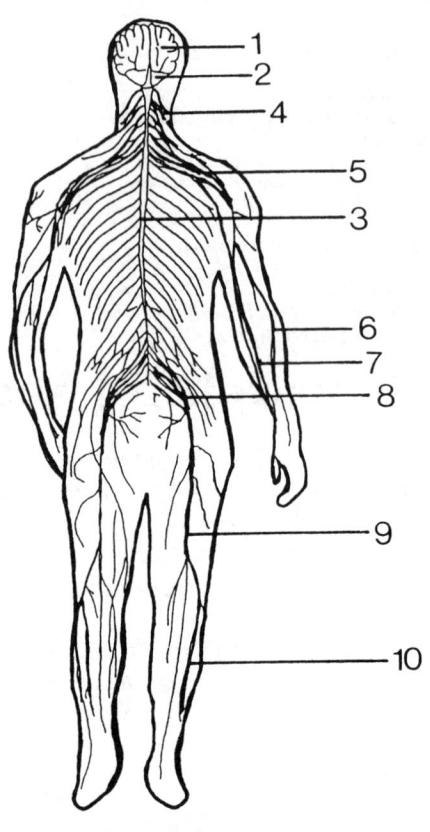

10.3. Vegetatives Nervensystem

Das vegetative Nervensystem beeinflußt insbesondere den Magen-Darmtrakt, die Blutgefäße, die Ausscheidungsorgane, die Geschlechtsorgane, das Herz und die Drüsen. Dies geschieht unabhängig vom Willen und ohne eigenes Zutun.

Das vegetative Nervensystem besteht aus Nervenfasern des **Sympathikus** und dessen Gegenspieler des **Parasympathikus**. Die normale Organtätigkeit ergibt sich aus einer sinnvollen Zusammenarbeit beider Gegenspieler.

Sympathikuswirkung	Organ	Parasympathikuswirkung
stellt den Körper auf Arbeit ein	**Allgemeine Wirkung**	stellt den Körper auf Ruhe ein
Förderung der Herzleistung schneller Herzschlag Erhöhung der Herzkraft Erweiterung der Herzkranzgefäße	**Herz**	Hemmung der Herzleistung langsamer Herzschlag Verminderung der Herzkraft Verengung der Herzkranzgefäße
Hemmung der Darmperistaltik verminderte Verdauungssaftproduktion Verschluß des inneren Schließmuskels	**Darm**	Verminderung der Darmperistaltik vermehrte Verdauungssaftsekretion Darmentleerung
allgemeine Tonuserhöhung Verengung der Blutgefäße	**Gefäße**	allgemeine Tonusabnahme Erweiterung der Blutgefäße
Hemmung der Blasenentleerung	**Blase**	Blasenentleerung
Erschlaffung der glatten Muskulatur der Bronchialäste	**Bronchien**	Kontraktion der glatten Muskulatur der Bronchialäste
Beschleunigung der Atmung	**Lunge**	Verlangsamung der Atmung
Erweiterung der Pupillen	**Augen**	Verengung der Pupillen
wenig klebriger Schweiß	**Schweißdrüsen**	vermehrt dünnflüssiger Schweiß
anregend	**Stoffwechsel**	bremsend

_____

_____

_____

_____

_____

_____

_____

_____

_____

11. Sinnesorgane

Allgemeines

Die Sinnesorgane haben die Aufgabe, von außen kommende physikalische Reize (Schall, Licht, Druck, Wärme, Kälte) aufzufangen, in Nervenerregungen umzuwandeln und auf die Endigungen der mit ihnen verbundenen Sinnesnerven zu übertragen. Die Sinnesorgane leiten die Erregung weiter in das Zentralnervensystem.

Aufteilung:	
Sehorgan	= Augen
Gehörorgan	= Ohren
Gleichgewichtsorgan	= Bogengänge im Innenohr
Geruchsorgan	= Nase
Geschmacksorgan	= Zunge und Gaumen
Gefühlsorgan	= Haut

11.1. Sehorgan

Allgemeines

Das Auge ist das wichtigste Sinnesorgan des Menschen, denn fast 50% aller Sinneseindrücke des Menschen sind Sehempfindungen, d.h. der Mensch erfaßt seine Umwelt hauptsächlich mit Hilfe der Augen.

Der Sehapparat besteht aus dem Augapfel und den Hilfsapparaten. Zu den Hilfsapparaten des Auges gehören der Halteapparat und Bewegungsapparat (Augenmuskeln), der Berieselungsapparat (Tränendrüsen) und der Schutzapparat (Wimpern und Lidschlag).

Auge im Querschnitt
(Abb. 133)
1 Sehnerv
2 Blinder Fleck
3 Netzhaut
4 Aderhaut
5 Lederhaut
6 Linse
7 Iris
8 Hintere Augenkammer
9 Vordere Augenkammer
10 Hornhaut
11 Bindehaut
12 Glaskörper

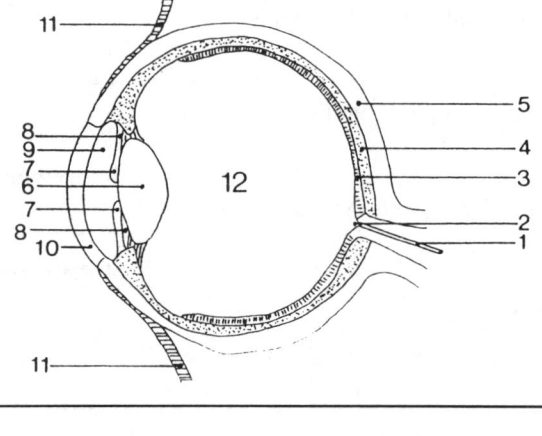

Schutzapparat des Auges
Der Hauptteil des Auges, der Augapfel, liegt in der **knöchernen Augenhöhle**, deren oberer Rand wie ein schützendes Dach hervortritt. Zusätzlich ist der Augapfel in ein **Fettpolster** eingebettet, welches ihn vor starken Erschütterungen schützt und ihm Bewegungen wie in einer Gelenkkapsel ermöglicht.
Die **Augenbrauen** schützen das Auge vor herabfließendem Schweiß.
Die **Augenlider** schützen das Auge vor Fremdkörpern und grellem Licht.
Die **Augenwimpern** sind die Wachposten des Auges; bei geringster Berührung der Härchen veranlassen sie die Augenlider, sich zu schließen. Die Lider sind an ihrer Innenseite mit einer zarten Haut überzogen, die hinten auf den Augapfel übergeht und **Bindehaut** genannt wird. Sie sondert Schleim ab, der eine Reibung zwischen Lid und Augapfel verhindert.
Die gleiche Bedeutung hat die **Tränenflüssigkeit**, die von den Tränendrüsen gebildet wird. Durch den Lidschlag wird die Tränenflüssigkeit gleichmäßig über die Augenfläche verteilt, reinigt diese und fließt dann über den Tränennasenkanal in die Nase.

Bewegungsapparat des Auges
Der fast kugelige Augapfel, der den Durchmesser einer großen Kirsche hat, wird durch sechs Muskeln in der Augenhöhle so bewegt, daß wir in verschiedene Richtungen sehen können.

Die Augenhäute
Die Wand des Augapfels wird von drei Augenhäuten gebildet.

Lederhaut (= *Sklera*)
Die Lederhaut besteht aus derbem Bindegewebe. Sie liegt außen um den Augapfel (ist als das "Weiße" im Auge sichtbar) und geht vorn in die glasklare Hornhaut (= ermöglicht den Lichteinfall in das Auge) über. Die Lederhaut besitzt am hinteren Augenpol Löcher für den Durchtritt von Nerven (= *Sehnerv*) und Gefäßen.
Die Lederhaut dient den Augenmuskeln als Ansatzpunkt, gibt dem Augapfel Stabilität und bestimmt gemeinsam mit dem Kammerwasser den Innendruck des Auges.

Aderhaut (= *Chorioidea*)
Die Aderhaut liegt zwischen der Lederhaut und besteht aus stark durchbluteter Bindegewebe. Der vordere Abschnitt der Aderhaut bildet den Strahlenkörper und die Regenbogenhaut (= *Iris*). Der Strahlenkörper besteht aus Muskeln, die die Linse krümmen können (= *Akkommodationsmuskeln*). Die Regenbogenhaut besitzt starke Pigmenteinlagerungen (= Farbe der Augen) und Muskeln zur Pupillenerweiterung bzw. Pupillenverengung.

Aufgabe der Aderhaut ist die Bildung des Kammerwassers, der Schutz vor zu starkem Lichteinfall (= *Pupillenengstellung*) und die Ermöglichung des Scharfsehens durch Anpassen (= *Akkommodation*) der Linse.

Netzhaut (= *Retina*)
Die Netzhaut ist die innere Augenhaut und das eigentliche Licht- und Sinnesorgan. Sie besitzt Stäbchenzellen und Zapfenzellen. Die Zapfenzellen ermöglichen das Farbsehen, die Stäbchenzellen das Schwarz-Weißsehen.

Die lichtbrechenden Teile des Auges
Unmittelbar hinter der Regenbogenhaut liegt ein linsenförmiger, elastischer Körper, von ca. 9mm Durchmesser, die **Augenlinse**. Der Raum zwischen Hornhaut und Linse ist mit einer wäßrigen Flüssigkeit, dem **Kammerwasser** angefüllt. Der wesentlich größere Raum hinter der Linse ist mit einer gallertartigen Masse, dem **Glaskörper** angefüllt.
Kammerwasser, Linse und Glaskörper sind wie die Hornhaut durchsichtig. Sie sind als lichtbrechende Teile verantwortlich für das richtige Auftreffen der Lichtstrahlen auf die Netzhaut.

11.2. Hörorgan

Allgemeines
Das Ohr besteht aus drei Teilen:

Äußeres Ohr :	Ohrmuschel, Gehörgang und Trommelfell	
Mittelohr :	Paukenhöhle, Ohrtrompete und Gehörknöchelchen	
Innenohr :	Schnecke = Hörorgan	
	Bogengänge = Gleichgewichtsorgan	

Äußeres Ohr
Die **Ohrmuscheln** bestehen überwiegend aus Knorpelgewebe und dienen als Trichter, der den Schall in das Ohr leitet.
Der **Gehörgang** ist ca. drei Zentimeter lang und endet auf dem **Trommelfell**. Drüsen im Gehörgang sondern das Ohrenschmalz ab, welches eine reinigende Funktion für den Gehörgang hat.

Mittelohr

Das Mittelohr wird von einer kleinen luftgefüllten **Paukenhöhle** gebildet, die zwischen Trommelfell und der Knochenwand des inneren Ohres liegt. Zum Druckausgleich ist das Mittelohr durch einen etwa drei Zentimeter langen Gang, die **Ohrtrompete** (= *Eustachische Röhre*), mit der Rachenhöhle verbunden. Quer durch die Paukenhöhle liegt eine Brücke, die von drei kleinen **Gehörknöchelchen** (= *Hammer, Amboß und Steigbügel*) gebildet wird.

Innenohr

Das Innenohr besteht aus dem Vorhof mit den Vorhofsäckchen, den drei Bogengängen und der Schnecke. Alle Teile liegen in entsprechend gestalteten Knochenräumen des Felsenbeins, die mit einer lymphartigen Flüssigkeit ausgefüllt sind.
Die Vorhofsäckchen und Bogengänge gehören zum Gleichgewichtsorgan.
Der **Vorhof** ist von der angrenzenden Paukenhöhle durch eine dünne Knochenwand getrennt, die zwei Aussparungen aufweist: das ovale und das runde Fenster. In das **ovale Fenster** ist die Fußplatte des Steigbügels beweglich eingewachsen. Das runde Fenster wird von einer zarten Haut verschlossen.
In der **Schnecke**, dem eigentlichen Hörorgan, befinden sich 16000 - 20000 **Hörzellen**.

Aufbau des Ohrs
(Abb. 134)
   1 Ohrmuschel
   2 Gehörgang
   3 Trommelfell
   4 Hammer
   5 Amboß
   6 Steigbügel
   7 ovales Fenster
   8 Schnecke
   9 Hörnerv
10 Bogengänge
11 Gleichgewichtsnerv
12 Ohrtrompete

Hörvorgang
Durch Schallwellen, die in das äußere Ohr eindringen, geraten Trommelfell und Gehörknöchelchen in Schwingung. Diese Schwingungen werden durch die Fußplatte des Steigbügels (im ovalen Fenster) auf die Flüssigkeit, die die Schnecke umspült, übertragen. Die Folge ist, daß auch die Schnecke in Schwingung gerät. Die Hörzellen wandeln diese Schwingungen in elektrische Impulse um und leiten sie weiter zum Gehirn.

11.3. Gleichgewichtsorgan

Das Gleichgewichtsorgan umfaßt die Vorhofsäckchen und die drei Bogengänge. Vorhofsäcke und Bogengänge liegen im Innenohr.
In den **Vorhofsäcken** befinden sich die Sinneszellen, die über die Lage des Körpers im Raum Auskunft geben. Sie sind in eine gallertartige Masse eingehüllt, auf der kleine Kristalle liegen. Bei jeder Bewegung des Körpers verschieben sich die Kristalle und übertragen dabei ihre Bewegungen auf die Gallerte, die die Reize wiederum an die Sinneszellen weitergibt.
Das Drehsinnesorgan in den drei **Bogengängen** besteht ebenfalls aus Sinneszellen, die in Gallerte eingelagert sind. Bei einer Drehung unseres Körpers verbiegt sich die Gallerte entsprechend der Drehrichtung; dabei werden die feinen Fortsätze der Sinneszellen ebenfalls abgehoben und geben diese Reize weiter an die Sinneszellen (siehe Abb. 134).
Da die drei Bogengänge senkrecht aufeinanderstehen, erfassen die Sinneszellen Drehbewegungen in allen drei Ebenen des Raumes. Im Kleinhirn werden die Informationen sowohl aus den drei Bogengängen als auch aus den Vorhofsäcken empfangen und verarbeitet, so daß wir ausgleichende Bewegungen ausführen, die uns das Gleichgewicht halten lassen.

11.4. Riechorgan

Allgemeines
Im oberen Teil der Nasenhöhlen liegen zwischen den Zellen der Schleimhaut in einem etwa pfenniggroßen Bezirk die **Riechzellen**. Sie tragen haarförmige Fortsätze, die aus der Nasenschleimhaut hervorragen, aber ständig von Schleim umgeben sind. Gasförmige, riechbare Stoffe versetzen die Riechhärchen in Erregung. Diese wird dem Großhirn durch die beiden Riechnerven zugeleitet und dort als Geruch empfunden.

_____

_____

_____

_____

_____

_____

_____

_____

_____

Nase im Querschnitt
(Abb. 135)
A Riechzellen
1 Nasenloch
2 obere Nasenmuschel
3 mittlere Nasenmuschel
4 untere Nasenmuschel
5 Nasen-Rachenraum

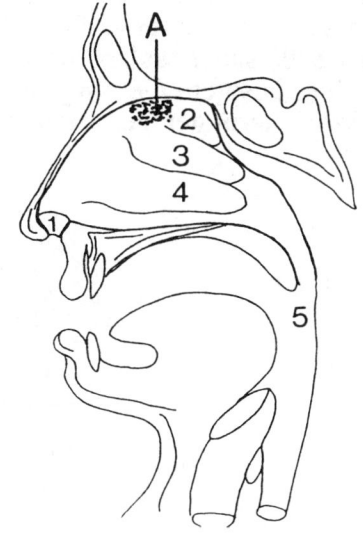

Funktionen

Schutzfunktion und Warnfunktion
- Wahrnehmung von giftigen Gasen (mit Ausnahme der geruchlosen Gase z.B. Kohlenmonoxid)
- Erkennen von faulenden Nahrungsmitteln
- Warnung vor stark riechenden Dämpfen
- Auslösung des Brechreizes bei schlechten Gerüchen

Förderung des Wohlbefindens
- Wahrnehmung von angenehmen Gerüchen (Parfüm, Blumen, Blüten)

Anregung der Verdauungssekretion
- Sekretionsreflex bei der Wahrnehmung von angenehmen Essensgerüchen (z.B. Bratenduft, Aromen, Gewürze, usw.)

11.5. Geschmacksorgan

Das Geschmacksorgan liegt am Anfang des Verdauungsweges, in der Zunge und im Gaumen. Die knospenähnlichen Geschmackspapillen (= *Geschmacksknospen*) liegen vorwiegend an den seitlichen Rändern der Zunge sowie an der Grenze zwischen Zungenkörper und Zungenwurzel. Darüberhinaus finden wir Geschmacksknospen auch im Bereich des Gaumens.

Diese unterrichten uns über die Beschaffenheit der wasserlöslichen Geschmacksstoffe in unserer Nahrung. Das Geschmacksorgan vermittelt nur die Empfindungen süß, sauer, salzig und bitter. Zusammen mit dem Geruchssinn vermittelt es unserem Gehirn jedoch eine Vielfalt von Eindrücken, die als Geschmackserinnerungen gespeichert werden können.

Zunge
(Abb. 136)
1 Papillen (Geschmacksknospen)
2 Zungenwurzel
3 Zungenkörper
4 Zungenspitze

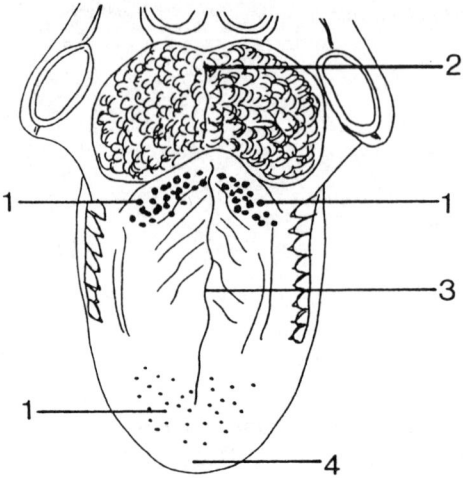

Funktion
Das Geschmacksorgan vermittelt die Empfindungen:

süß   - besonders aus dem Bereich der Zungenspitze
sauer   - besonders aus dem Bereich der Zungenränder
salzig   - besonders aus dem Bereich der Zungenspitze
bitter   - besonders aus dem Bereich des Zungengrundes

11.6. Tastorgan (= *Haut*)

Allgemeines

Die Haut schließt unseren Körper nach außen ab. Sie bildet eine feste elastische Schutzhülle, die nur an den Körperöffnungen (Lippen, Augen, Nase, Harnröhre, Anus, Scheide) in eine zarte Schleimhaut übergeht. Haare, Nägel und Drüsen bezeichnen wir als Hautanhängsel.

Haut
(Abb. 137)
  A Oberhaut (Epidermis)
  B Lederhaut (Korium)
    (A + B = Cutis)
  C Unterhaut (Subkutis)
  1 Hornschicht
  2 Keimschicht
  3 Nervenenden
    (Tastkörperchen)
  4 Kapillargefäße
  5 Haarmuskel
  6 Fettzellen
  7 Haar
  8 Talgdrüse
  9 Schweißdrüsenausführungsgang
10 Schweißdrüse
11 Haarwurzel

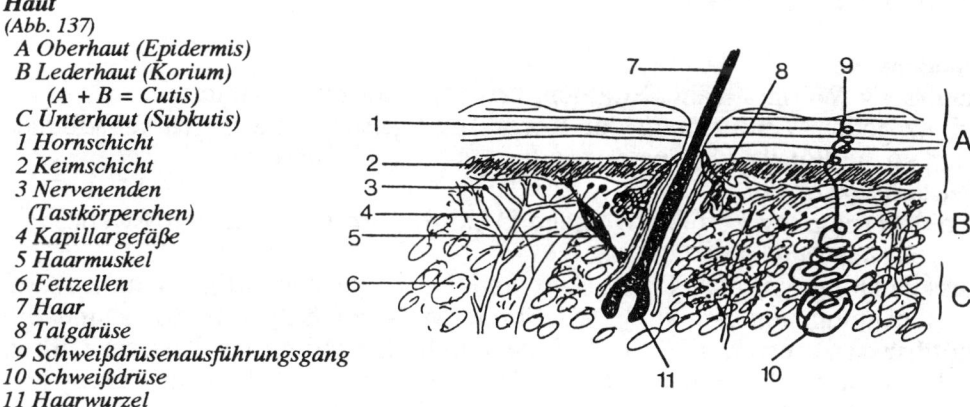

Aufbau Haut

Oberhaut (= *Epidermis*)

Hornschicht (oberste Schicht der Oberhaut)
- besteht aus vielen, abgestorbenen Zellen, die winzige Hornplättchen darstellen und an der Oberfläche ständig abgestoßen werden
- besitzt keine Blutgefäße und hat keinen eigenen Stoffwechsel mehr

Keimschicht (unterste Schicht der Oberhaut)
- hier werden ständig neue Plattenepithelzellen gebildet
- in den Zellen der Keimschicht findet sich ein Farbstoff (= *Pigment*)
- besitzt keine eigene Blutversorgung und ernährt sich aus der Lederhaut

Lederhaut (= *Korium*)

- liegt zwischen Oberhaut und Unterhaut und ist mit der Keimschicht der Oberhaut durch zahlreiche Erhebungen verzahnt
- besteht aus festem, elastischem Bindegewebe und glatten Muskelfasern
- in ihr liegen die Sinnesorgane und Haargefäße für die Ernährung der Keimschicht

Unterhaut (= *Subkutis***)**
- verbindet die Lederhaut mit den darunterliegenden Muskeln
- die Unterhaut besteht aus lockerem Bindegewebe, in das reichlich Fettzellen eingelagert sind
- das Unterhautfettgewebe polstert die Haut ab und ist formgebend
- die lockere Beschaffenheit der Unterhaut bewirkt, daß diese gegen die darunterliegenden Organe gut verschieblich ist

Funktionen der Haut

Schutzfunktion
Schutz vor Wärme, Kälte, Strahlen, Fremdkörpern und Bakterien.
Schutz gegen Verdunstung der Körperflüssigkeiten und gegen schädliches Licht sowie Polsterwirkung durch das Unterhautfettgewebe.

Speicherungsfunktion
- Speicherung von Fett (vorwiegend Depotfett) im Unterhautfettgewebe

Ausscheidungsfunktion
Ausscheidung von Talg, um Haut und Haare geschmeidig zu halten und Ausscheidung von Schweiß. Als Sonderform der Schweißdrüsen sind die Duftdrüsen zu erwähnen. Sie befinden sich an bestimmten Körperbezirken (z.B. Achselhöhle, Schamgegend, Analgegend) und geben ihr Sekret erst mit Beginn der Pubertät ab. Sie spielen bei Tieren eine größere Rolle.

Temperaturregulation
Mit Hilfe der Kapillargefäße und der Schweißdrüsen schützt die Haut unseren Körper vor Überwärmung und Unterkühlung.

Sinnesfunktion
Mit Hilfe der *Tastkörperchen* übermittelt die Haut dem Gehirn die Reize Druck, Berührung, Schmerz, Kälte und Wärme.

Anhangsorgane der Haut

Nägel (Finger- und Zehennägel) werden von der Haut gebildet und haben eine Tast- und Schutzfunktion.

Haare (Kopf- Bart, Scham- Achsel, Augenbrauen- und Wimpernhaare) werden ebenfalls von der Haut gebildet und besitzen eine Tast- und Schutzfunktion.

Schweißdrüsen liegen knäuelartig gewunden in der Unterhaut. Sie sondern den Schweiß durch korkenzieherförmige Ausführungsgänge auf die Körperoberfläche ab. Der Schweiß wird zur Abkühlung des Körpers benötigt

Talgdrüsen finden wir an den Austrittsstellen der Haare, ihr Sekret (= *Talg*) dient der Einfettung der Oberhaut.

Begriffsdefinitionen

Anatomie (anatomie = ich zerschneide)
= Lehre vom Bau der Körperteile
= Kunst des Zergliederns

Biologie (bios = Leben, logos = Lehre)
= Lehre von den Lebensvor-
gängen

Genese (genesis = Entstehung)
= Entstehung, Erzeugung

Genetik = Erblehre

Histogenese (histo = Gewebe,
genesis = Entstehung)
= Gewebsentstehung

Histologie (histon = kleines Gewebe)
= Lehre von den Geweben des
Körpers
= Lehre vom Aufbau der Gewebe

Histopathologie = Lehre von den krankhaften
Veränderungen des Körperge-
webes

makroskopisch (makros = groß,
skopeo = ich sehe)
= mit bloßem Auge sichtbar

mikroskopisch (mikros = klein,
skopeo = ich sehe)
= nur mit dem Mikroskop (Ver-
größerungsglas) sichtbar

Morphologie (morphe = Gestalt,
logos = Lehre)
= Lehre der Körperform
= Lehre der Organform
= Lehre der Körperstruktur
= Lehre der Organstruktur

Pathophysio-
logie (pathos = leiden)
= Lehre von den Krankheiten
= Lehre von den krankhaften
Veränderungen

Zytologie (zyto = Zelle, logos = Lehre)
= Lehre vom Bau und den Funkti-
onen der Zelle
= in der Klinik gleichbedeutend
mit Zytodiagnostik (= mi-
kroskopische Untersuchung von
einzelnen Zellen)

Orientierungsbegriffe

dexter = rechts

sinister = links

kranial = kopfwärts

superior = weiter oben gelegen

lateral = seitlich

medial = zur Mittelebene des Körpers
hin gelegen

sagittal = parallel zur Mittelebene
des Körpers

kaudal = schwanzwärts

inferior = unten gelegen

proximal = rumpfwärts gelegener Teil einer
Extremität

distal = weiter vom Rumpf entfernt
gelegener Teil einer Extremität

frontal = stirnwärts

okzipital = zum Hinterkopf hin gelegen

ventral = zum Bauch hin gelegen

anterior = nach vorne hin gelegen

dorsal = nach dem Rücken hin liegend

posterior = nach hinten hin gelegen

Stichwortverzeichnis